主 编

张振宇 范 肃

推拿实训案例精讲

北京科学技术出版社

图书在版编目（CIP）数据

推拿实训案例精讲 / 张振宇，范肃主编. －－北京：
北京科学技术出版社，2025. －－ISBN 978－7－5714－4302
－3

Ⅰ. R244. 1

中国国家版本馆 CIP 数据核字第 2024T7L647 号

策划编辑：张　　田
责任编辑：安致君
责任印制：李　　茗
封面设计：龙　　岩
版式设计：崔刚工作室
出　版　人：曾庆宇
出版发行：北京科学技术出版社
社　　　址：北京西直门南大街 16 号
邮政编码：100035
电　　　话：0086－10－66135495（总编室）　　0086－10－66113227（发行部）
网　　　址：www.bkydw.cn
印　　　刷：北京中科印刷有限公司
开　　　本：850 mm×1168 mm　1/32
字　　　数：107 千字
印　　　张：5.125
版　　　次：2025 年 2 月第 1 版
印　　　次：2025 年 2 月第 1 次印刷
ISBN 978－7－5714－4302－3

定　　　价：59.00 元

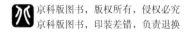

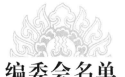

编委会名单

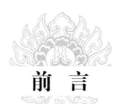

前　言

　　我们在多年推拿临床教学中发现，学生课堂学习的理论知识和临床实践应用常常呈现"分割"状态，无法有效地将课堂学习到的知识点转化到临床实践应用中。如何将课堂学习和临床实践相结合，让学生在掌握医学理论的同时，能将其更好地应用到临床实践中，是推拿学在教学过程中需要重点解决的问题。我们着眼于推拿学课程的实际需求，构建案例库管理体系，由教学功底比较扎实且具有丰富实践经验的教学人员与管理人员组成中国中医科学院望京医院硕士研究生推拿临床实训案例库管理团队，将临床的新案例、热点问题纳入教学案例库，实现院校资源共享、优势互补。

　　本书是以首都优秀名中医张振宇教授为带头人的北京市首批中医住院医师规范化培训"三优"教学团队（中国中医科学院望京医院特色诊疗团队）的教学成果。团队承担北京中医药大学2022年度教育教学改革专项课题"以 CBL 教学法为基础的《推拿学典型临床案例库》的构建"（XJYZ22020）、中国中医科学院科技创新工程重大攻关项目"MTrPs 推拿法治疗原发性痛经的临床疗效评价及中枢镇痛机制研究"（CI2021A03605）等课题项目，在项目实施过程中产出这本《推拿实训案例精讲》。案例的选择具有代表性、典型性、客观性，贴近实际应用，设计思路清晰，案例来源明确。

本书以如何看病为主线，以推拿临床案例的形式编写，尽可能还原临床实际场景，强化中医临床思维方法，拓宽推拿临床的诊疗思路，体现推拿学独特的鉴别诊断思路和手法实训要领，更贴合临床要求。我们将临床中真实发生的特色病例作为案例，每章节往往以主诉为例，引导医学生和基层医务工作者从患者"一团乱麻"的病史叙述中，找到切入点，进入正确的诊疗思路，得出正确诊断并制订治疗方案。每个病证，均以学习目的为主线，诊疗思路主要突出下列两点。一是诊断思路：正确的诊断是合理使用手法、规范推拿治疗、提高疗效和安全性的前提与基础，根据案例引导初学者采用正确诊断方法，增强诊断与鉴别诊断的能力，不但要重视主症，更要注意兼症对健康的影响，从而尽量减少和避免临床上出现误诊误治。二是治疗思路：合理的手法治疗方案是疗效的保证，即引导研究生、规培生或进修医生在准确诊断基础上，合理选择手法方案，规范操作，在保证疗效的同时，还要注重推拿安全。

《推拿实训案例精讲》编委会

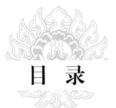

目 录

一、膝痛及功能障碍（膝骨关节炎）

【实训病案】

患者，女，77 岁。

主诉：双膝关节疼痛伴屈伸受限 10 余年，加重伴腘窝痛半年。

刻下症：双膝痛甚，下蹲与站起时加重，动作无法完成；左腘窝胀痛明显，两小腿胀痛发凉，行走加重。

专科检查："O"形腿；双膝不能完全伸直，左膝更明显，双膝关节屈伸时有弹响；触诊髌骨周围有压痛；股四头肌及股二头肌萎缩，压痛范围广；左侧腘窝稍显膨隆，按之僵硬酸胀疼痛；两小腿肌紧张，按之疼痛。

辅助检查：双膝关节正侧轴位（髌骨）X 线片见双膝内侧关节间隙、髌股关节间隙狭窄，关节面骨质硬化，髌股缘、关节缘、髁间棘骨质增生，见骨赘影。双关节囊未见明显肿胀。双下肢动静脉彩超示右股动脉后壁可见厚约 0.18 cm 低回声斑块，左侧腘动脉前壁可见厚约 0.16 cm 低回声斑块，斑块处血流充盈缺损。左髂静脉及左大隐静脉可见持续返流信号，提示瓣膜功能不全。

【诊疗思路】

1. 诊断思路

（1）基本思路

参照《中西医结合治疗膝骨关节炎（膝痹）专家共识》，本例膝骨关节炎按 Kellgren-Lawrence 分级可诊断为 Ⅱ 级。但临床对于老年患者膝关节痛的诊治，尤其是当确诊为膝骨关节炎时，不应只围绕膝骨关节炎进行诊疗，亦应根据病情考虑是否有下肢血管病变的影响。同时，手法操作时注意避开大血管部位以保证医疗安全。如本例患者，下肢循环障碍，推拿治疗的同时，还应请血管外科会诊，采取药物治疗。

（2）病理基础

膝骨关节炎病程长，多见于 50 岁以上超重女性，近年来发病率呈增长趋势。本病早期关节软骨发生纤维变性，软骨变薄或消失，引起关节活动时的疼痛和功能受限。后期关节囊逐渐纤维化致增生肥厚，关节滑膜充血肿胀，软骨呈象牙状骨质增生。同时，膝关节周围肌肉因长期受刺激而表现为先痉挛后萎缩。

正常膝关节的负重力线通过关节内侧间隙将压力传导到胫骨平台。膝关节的骨质增生形成后，则有可能使负重力线内移或外移，而使关节面的有效负重面积减少，关节可能会逐渐发生内翻或外翻畸形。

总之，本病病理变化主要是以关节软骨退行性改变和继发性骨质增生为特征的慢性关节疾病，并继发软组织炎症。

（3）症状特点

本病主要临床症状为膝关节痛，甚至畸形，各个方向活动均可受限，但关节并不强直。

2. 治疗思路

（1）治疗目的

对于膝痛及功能障碍，诊断与鉴别诊断都很清晰，推拿对本病的治疗价值在于促进局部组织的血液循环与新陈代谢，改善关节腔内压，促进关节内容物受损组织的修复，松解股四头肌和关节粘连，恢复关节的应力和张力平衡。推拿可消除本病的局部疼痛，增强股四头肌肌力，增进膝关节的屈伸活动和承受能力。推拿后的 X 线片显示骨质增生并未改变。因此，推拿疗法并不能消除骨质增生，但可以改善其临床症状和体征，亦能减缓增生的发展速度。

推拿治疗膝骨关节炎患者出现的膝痛、蹲起功能障碍等主要症状，是通过调节相关肌肉、骨和关节功能实现的。根据《灵枢·终始》提及的"在筋守筋"理论，调理与膝关节屈伸和稳定相关的周围筋肉组织，可使其柔韧、刚强从而代偿骨关节结构和功能的受损，恢复其"束骨而利机关"的作用以消除疼痛和改善运动功能，提高日常生活能力。故治疗重点应放在改善疼痛、强化肌肉功能和预防畸形等方面，膝部手法注重筋骨共治、舒筋为先。主要通过治筋手法配合运动关节类手法，达到强筋束骨、舒筋助动的目的。

（2）治疗原则

本病的主要治疗原则是局部与整体相结合，多因调治。

膝关节包括胫股关节和髌股关节，从生物力学功能上看，膝关节的大部分动作皆在这两个关节平面内进行，如日常活动所需的屈曲、伸展、内旋和外旋。然而，这些动作很难脱离其他部位和结构的参与或配合，如行走、上下坡、从坐（蹲）位站起或从站立位坐（蹲）下时需要髋、脊、腹等部位肌肉的协调运动。膝关节局部病变可以影响髋、脊、腹等部位的功能，而髋、脊、腹的变化又会加重膝关节疼痛并降低屈伸功能，局部与整体互为因果。据此，手法治疗膝骨关节炎时，应局部与整体相结合，具体内容如下。

局部调膝，治筋松骨：调膝重点在于"两肌一骨一关节"，即股四头肌、腘绳肌、髌骨、膝关节。予以理筋动髌松膝八步手法，主要以强筋束骨和舒筋助动手法为主进行治疗。股四头肌和腘绳肌同时跨越膝关节和髋关节，股四头肌是主要的伸膝屈髋肌，腘绳肌（重点是股二头肌）是强力的屈膝伸髋肌，二者是蹲起、上下楼梯、跨越障碍物等动作中维持膝关节稳定最重要的两组肌群。伸膝动作的稳定主要由髌骨维持，膝骨关节炎的发生导致活动度明显下降，膝关节屈伸功能受限，推揉和提抖髌骨能很好地增加髌骨活动度，恢复其滑车的作用。松膝关节手法主要是在理筋舒筋基础上，通过杠杆原理，使用牵伸手法有效改善关节腔内的压力，恢复屈伸活动和承重能力，促进关节的力学平衡，减缓增生的发展速度，预防关节畸形。

整体治疗，髋膝联动：调髋的重点在于腰大肌、阔筋膜张肌、臀肌。予以三步调髋手法。从腹部入手，在腰大肌反应点向一定方向按揉腰大肌至一定深度，重点于腰大肌和髂肌间隙放松肌肉，稳定髋关节，同时松解对股神经的卡压，改善股四头肌功能。按揉臀肌的重点是髋伸肌之臀大肌和髋外展肌之臀中肌的肌腹。阔筋膜张肌和髂胫束是直立位维持髋和膝稳定的重要肌肉。

稳定核心，调脊调腹：予以三步调脊调腹手法。有效的核心肌力可为包括躯干在内的中轴骨提供核心稳定性，下肢肌肉移动肢体进行行走、跨越障碍物、上下楼梯及蹲起等动作，均依赖于躯干核心的稳定性。首先腰部理筋，重点是竖脊肌、腰方肌，以改善胸腰椎伸展功能。

（3）手法操作

1）八步调膝，治筋松骨。第一步，滚。滚股四头肌。先在大腿前侧股四头肌（重点是前侧股直肌和外侧股外侧肌）使用滚法 2 分钟。第二步，捏。捏股四头肌。继以四指捏拿法捏股四头肌 1 分钟，并点按血海、梁丘、风市、膝阳关穴。第三步，揉。揉髌周。按揉髌周阳性反应点，点按阳陵泉、犊鼻穴等 2 分钟。第四步，搓。搓膝周。两手小鱼际分别按于髌骨上下缘，做快速搓动，以膝部透热为度。左右同做。第五步，推。推髌骨。用两手拇、示指带动髌骨做各个方向的活动。后双手合揉膝周，以发热为度。第六步，抖。抖髌骨。两手分别拿住髌骨上下端，提抖 1 分钟。左右同做。第七步，拨。拨腘绳肌。患者俯卧位，医者拨揉大腿后侧腘绳肌，点按浮郄、委阳穴 3 分钟。第八步，松。松膝关节。患者仰卧位，医者先一手扶膝、一手握踝轻缓屈伸活动膝关节 5 次，而后一侧肘部托腘窝作为支点，另一手握足踝，令膝关节先过屈加压扩大膝关节间隙后再伸展 5 次。

2）三步调髋，髋膝联动。第一步，拨揉腰大肌髂前上棘与脐连线中点即腰大肌反应点。患者仰卧位，髋膝微屈；医者四指伸直，朝腹后壁脊柱方向缓缓压向腰大肌反应点，持续 2 分钟。第二步，拨揉阔筋膜张肌。掌指相叠，在髋外侧自前向后拨揉阔筋膜张肌，持续 2 分钟。重点拨揉居髎穴向上至髂嵴下。第三步，拨揉臀肌。患者俯卧位，医者用拇指找点、鱼际加压的按揉法，操作时一手拇指着于施术部位，另一手小鱼际加压，在臀大肌和臀中肌的肌腹着力，并在稳稳按压的基础上拨揉 2 分钟。

3）脊腹三法，稳定核心。第一步，腰椎理筋。患者俯卧，医者拨揉腰背部膀胱经两侧 3 分钟。第二步，旋牵胸腰。患者取健肢在下的侧卧位，健侧伸直，患肢屈膝屈髋；医者站于患者后侧，两肘部着力进行操作，施以胸腰椎旋转拉伸，幅度由小到大。第三步，拨揉腹直肌。在腹直肌外缘，足阳明胃经线路上施以手法。患者仰卧位，髋膝微屈；医者按揉腹直肌外缘，柔稳用力按压腹前壁 5 秒，缓缓还原再按压。重点是梁门、外陵、大巨穴区痛点。

4）自主锻炼，强筋壮骨。本病常见于老年人，其肝肾亏虚，气滞血瘀，致筋痿骨弱，老年人血管弹性和肌肉强度减弱的状况随生物学老化过程和体力活动的减少而加重，故宜自主锻炼以改善循环，强筋壮骨，柔筋束骨，舒筋助动。骨关节炎以关节内结构退化及病变为病理特征，训练时应避免过度使用关节而磨损，因此肌肉训练以等长收缩为主。运动训练以相对静态的、安全性高的闭链运动为主。运动时强调关节的稳定，不强调速度，强度不宜过大，因此以踝泵与主动屈伸锻炼为宜。主动关节屈伸活动量的掌握以活动后有轻度疼痛为宜，如果活动后第二天疼痛仍未消失，则说明活动量过大，应予以调整。

【本案治疗】

1. 诊断

西医诊断：膝骨关节炎，下肢供血不足。

中医诊断：膝痹（经脉失养，筋骨失衡）。

2. 处置

初诊：采用四位一体、局部与整体结合、多因调治推拿手法。首先治以理筋动髌松膝八步手法（详见手法操作，下同）。隔日1次治疗。

二诊：1周后膝痛明显缓解，但下蹲、站起、行走功能仍无明显改善，加予三步调髋手法与三步调脊调腹手法，髋膝联动，调脊调腹，稳定核心。操作要点是力点要透达腹前壁深层，方向要稍向下偏向对侧以便刺激腹直肌深层，力度以出现较强得气感为佳。动作要柔稳深沉、缓和舒适，不能具冲击性。隔日1次治疗。

三诊：由于患者下肢循环障碍，除上述手法治疗外，嘱以三步锻炼法进行自我锻炼。第一步，踝泵运动。患者取仰卧位，伸直双腿，足部交替做背伸和跖屈运动，先背伸到踝关节最大活动度处保持3秒，回放松位。跖屈亦然，动作宜缓。上述动作15次为1组，每日2组。其间可配合呼吸运动，吸气时背伸或跖屈，呼气时还原。第二步，主动屈膝。患者取仰卧位，伸直双腿，两侧交替屈髋屈膝，各做15次。第三步，主动伸膝。患者下肢放松，坐于床缘，自然屈膝90°，然后两侧交替伸膝，20次为1组，每日2组。

效果：经过调治4周后，患者膝痛基本消失，下蹲、站起、行走功能明显改善，但长时间行走及下蹲、站起时仍有轻度痛感，"O"形腿无明显变化。3 个月后随访患者膝痛无复发。

按语： 本例为严重的膝骨关节炎，局部与整体推拿手法结合，多因调治，下肢膝部加髋脊腹部同调，再加适当自主拉伸练习，对改善膝关节疼痛以及蹲起、站立、行走等功能，增强下肢的力量效果显著。但临床对于老年患者膝关节疼痛的诊治，尤其是当确诊为膝骨关节炎时，不应只围绕膝骨关节炎主症进行诊疗，还应注意兼有的下肢血管病变导致的下肢症状。如本例患者，下肢循环障碍，除应请血管外科会诊外，推拿干预方面，应遵循经络学说，按经络循行（脾胃经、肝胆经、膀胱经），或遵循骨骼肌肉功能解剖学，按下肢肌筋膜走行，采用符合力学特性的手法舒筋加导引牵伸，舒缓肌筋膜高张力，剥离肌筋膜粘连，解除血管神经受累，达到筋肉柔顺、气血流畅之目的。患者左侧腘动脉前壁有厚约 0.16 cm 低回声斑块，手法操作时应避免较大力度点按或按揉委中穴或拨揉腘窝痛点，防止造成斑块脱落，导致下肢血液循环障碍而使症状加重。

───────────── 实训小结 ─────────────

（1）对于有关节积液并发滑囊炎者，不宜过度活动关节，髌骨不宜重力揉按，应以手掌轻轻推按为主。

（2）伸膝动作的稳定主要由髌骨维持，膝骨关节炎使髌骨活动度明显下降，膝关节屈伸功能受限，推揉和提抖髌骨能很好地增加髌骨活动度，恢复其滑车的作用。

（3）松膝关节手法主要是在理筋舒筋基础上，通过杠杆原理，使用牵伸手法有效改善关节腔内的压力，恢复屈伸活动和承重能力，促进关节的力学平衡，减缓增生的发展速度，预防关节畸形。

（4）腰大肌对应脾经和胃经间区深部，是重要的屈髋肌和腰部稳定肌，腰大肌痉挛则下蹲、站起均有障碍。腰大肌主要位于腹后壁，考虑到腰背部手法一般较难直接触及，故采用腹部入手，在腰大肌反应点向一定方向按揉腰大肌至一定深度，重点于腰大肌与髂肌间隙放松肌肉，稳定髋关节，同时松解对股神经的卡压，改善股四头肌功能。

（5）腹部操作要点是力点要透达腹前壁深层，方向要稍向下偏向对侧，以便刺激腹直肌深层，力度以出现较强得气感为佳。动作要柔稳深沉、缓和舒适，不能具冲击性。

（6）患者自主锻炼可在不加重骨关节劳损的基础上，恢复肌肉饱满度，早期干预能治未病、防残疾。

（7）临床对于老年患者膝关节疼痛的诊治，尤其是当确诊为膝骨关节炎时，不应只围绕膝骨关节炎进行诊疗，亦应根据病情考虑是否有下肢血管病变的影响。

二、胸闷（亚健康胸痹）

【实训病案】

患者，女，31岁。

主诉：胸闷气短半年加重1个月余。

现病史：患者于半年前患新型冠状病毒肺炎，康复后仍自觉胸闷气短，睡眠欠安，焦虑，晨起明显，无喘憋及端坐呼吸。1个月前因连续多日工作劳累后，胸闷气短症状加重，太息频频，伴心烦失眠、多梦易醒、易紧张，食纳欠佳，颈项肩背僵硬酸痛。患者曾在某三甲医院呼吸科、心内科检查肺功能、心电图、胸部CT、甲状腺彩超、甲状腺功能等，未见异常。医生嘱该患者注意休息，静养观察。

刻下症：胸闷气短，喜太息，颈项背酸胀不适以左侧为重，心烦失眠、多梦易醒、易紧张，食纳欠佳；无喘憋，无咳嗽咳痰，无发热，无腹痛腹泻。

既往史：颈椎病病史8年，患者学习工作压力较大，加之长时间伏案工作，常常发作颈项两侧及肩背部酸胀、僵硬不适，头颈及肩关节活动不灵活。否认高血压、心脏病、肝炎、糖尿病、甲状腺疾病等病史。

专科检查：两侧肩胛骨不对称，左侧肩胛部肌肉未见明显萎缩，肩胛骨左高右低；颈项背肌肉广泛紧张且有压痛，压痛点集中在左侧肩胛上角及肩胛内侧缘，两侧中斜角肌紧张压痛阳性，左侧明显；颈部活动范围尚可，但活动时僵硬不舒，触诊按之酸胀且舒适；双侧臂丛神经牵拉试验阴性，压顶试验阴性。

辅助检查：颈胸椎 X 线片示颈曲变直，轻度退变，上段胸椎略侧弯。

【诊疗思路】

1. 诊断思路

（1）基本思路

推拿临床中以胸闷憋气、气短懒言、喜太息、乏力、伸懒腰为主症求治者越来越多，而心肺等系统的临床检查未发现相关异常指征，口服各种药物效果不佳，不能确切诊断为某种疾病，甚则出现情志症状，如紧张、焦虑、惊惕不安、心中悸动、失眠等，偶有胸痛。西医考虑胸闷原因待查，中医认为多属亚健康胸痹状态。

（2）病理基础

亚健康胸痹状态多是与通气相关的肌肉组织紧张痉挛及相关骨骼关节的紊乱，致使胸廓上下、前后、内外径发生变化，导致胸廓体积变小，肺通气功能下降。由骨骼和肌肉围成的密闭胸腔，维护心肺，且直接或间接为头、颈和上肢部肌肉提供附着点位，充当保证身体运动和呼吸稳定的基础结构。人之通气呼吸，是由扩张和缩小胸腔体积完成的，胸腔通过附着的肌肉和胸廓骨结构的有序运动，进行着肺内外气体交换。当各种原因引起通气相关肌肉紧张痉挛及组成胸廓的骨结构紊乱，可致平静时潮气量＜0.5 L，低于肺活量的10％，即表现为胸闷憋气、气短喘息、乏力易疲劳等症状。而人体正常生理活动要维持一定的肺通气量来保证氧气的供给，这就需要附着在胸廓周围其他的肌群产生更多的动力以强化呼吸动作，久而久之，通气肌因疲劳而适应性短缩，肌肉所附着的骨性结构随之紊乱，愈发加重胸闷气短等症状，严重者影响心肺功能。总之，本病是因长期姿势不良、劳累受冷或精神性因素等，使附着于胸廓的肌肉因反复用力收缩劳损，或紧张性痉挛，或胸廓小关节结构紊乱，最终导致通气肌群功能障碍。因此，从骨骼肌肉功能解剖学角度探讨手法治疗胸痹十分可行。

（3）症状特点

患者自觉胸闷不舒，心中悸动，惊惕不安，或可伴短气、乏力、伸懒腰等表现，偶有胸痛等症状，但临床检查及检测无阳性发现，不能确切诊断为疾病的这一状态，称之为亚健康胸痹。

2. 治疗思路

（1）中医认识

本病由于外感、起居、劳作、情志等因素，引起胸中卫阳之气运行不畅，气机郁滞，阳虚失温，胸气痹阻，出现胸部沉紧憋闷、气短不足以息、常叹息等症，符合张仲景所言"阳微阴弦"的病机。心与肺居于胸中，肺主气，心主神明，阳郁日久易影响脏腑，使肺气痹阻，神失所依，胸闷气短加重，伴有紧张焦虑。张振宇教授团队从"胸气有街"理论关系出发，通过推拿手法作用于胸廓肌肉筋脉，解除胸气街的胸气痹阻状态，使气血运行畅通，心肺功能得以恢复。本病可分为以下三期。

1）初期——筋肉紧张，气机郁滞。膈肌、肋间肌和斜角肌等主要的吸气肌，紧张痉挛或疲倦无力时通气功能衰减，无法提供机体所需的正常通气量，人体的其他肌群可代偿性用力深呼气来调整，可见胸闷憋气，气短喘息，出现叹气或太息等症状。因此，在疾病初期针对筋肉紧张、气机郁滞状态，可采用上舒颈项、中搓胁肋、下调横膈的舒筋手法治之以宽胸理气，此实为调气治本之道。

2）中期——结构紊乱，胸阳痹阻。胸闷气短过久，在长期补偿性深呼吸过程中，附着在胸廓的肌肉、韧带不断收缩和拉伸，通过升提胸骨和上肋骨，协助膈肌和下肋骨等增加胸腔体积，以维持肺的正常通气功能。长期挛缩的肌肉韧带牵拉引起形变，如肋横突韧带、囊韧带等拉伤，或胸椎小关节紊乱、肋椎关节半脱位等现象，进一步加重通气功能下降的状态。此时，多采用调形手法整复调整躯干后部胸椎、肋椎关节和前部胸肋、胸骨柄胸骨关节，以提高相关肌肉的活性，恢复胸廓结构紊乱，扩大胸廓的前后径，达到理筋整复、改善通气功能目的。

3）后期——形病神伤，胸气逆乱。由于气机失畅，经脉痹阻，机体长期处于异常代偿状态，气有余或不足均可导致脏腑阴阳失衡，或素体阳虚气弱，则心阳不振，神失所依，更易为五志七情所伤，引发胸闷气短加重，伴发焦虑、抑郁、失眠等情志变化。若不加以疏导，会进一步加重病情，所谓神伤则脏伤。张振宇教授认为神、气、形是互相影响的，神与气关系紧密，神病有形变，形病亦有神变，而调神理气可贯穿手法治疗的全过程，通过在颈胸部经络取穴，按揉穴位通调气血，使全身血液重新分配，改善胸中气机不畅及脏腑气血亏虚的病理状态，养心通络，荣行气街。

（2）治疗原则

重点在于解决吸气肌的痉挛疲劳问题，通过特定的推拿手法，可以达到舒筋、调形的效果，恢复胸廓结构并提高肌肉活性，实现宽胸理气、贯通气机的治疗目的。根据疾病不同的进展和"气街理论"，采取初期调气，宽胸理气，交会气街；中期调形，理筋整复，贯通气街；后期调神，养心通络，荣行气街的治则。

（3）手法操作

1）调气。①上舒颈项，主要按摩斜角肌群。斜角肌群上起自颈椎横突，下行止于第1、2肋骨，首先用示、中、环指三指指腹沿两侧颈椎横突自上而下按揉斜角肌群起点至锁骨上窝处肌腹部5分钟，着重按压前斜角肌；因膈神经经过前斜角肌的前方，可在锁骨上缘胸锁乳突肌后缘轻柔按压前斜角肌刺激膈神经，增强膈肌的收缩能力，扩大胸腔体积从而增加潮气量。关键点是天窗和缺盆。②中搓胁肋，主要是搓擦肋间肌。患者取坐位，医者立于后侧。医者用两手掌相对夹住患者两肋，同时稍用力自腋下起对称性地搓擦至肋下部50次，可起到放松肋间肌，改善呼吸的目的。③下调横膈，主要按摩膈肌。患者仰卧，髋膝微屈，胸腹放松。医者先用两手示、中、环指三指指腹或单用拇指指腹，自膻中沿胸骨和肋弓边缘缓缓按压至两肋下软肉处。对每个点位进行按压时，让患者深呼吸，主要是腹式呼吸，当患者吸气时，拇指在肋弓边缘下方轻轻向肋骨内面按压，然后缓缓呼气放松。最后再用拇指指腹自膻中沿任脉先向下推抹至剑突下，再斜向两旁肋下分推5次。

2）调形。由胸廓筋骨紊乱引起的胸闷气短者，其附着于胸廓的肌筋膜张力增高或胸椎关节失稳，会挤压T1~4肋间神经，可见上后锯肌痉挛、缺血致项背不舒，气短不足以息，可按揉定喘及两肩胛间腧穴，即拨揉上后锯肌起始部肌腱，朝向两棘突间根部的方向加压，然后顺着脊柱方向上下捋顺拨揉。接着调整组成胸廓骨骼的结构紊乱，提升肌肉骨骼的控制力，从而促进胸廓运动活动度，扩大胸腔体积，改善通气之潮气量。如对于胸骨柄胸骨关节和胸肋关节的紊乱，手法是两手掌心相对手指朝上，以小鱼际吸定，自胸骨柄两侧向下按压第2肋水平面胸骨柄胸骨关节、第2~7软骨胸骨连接，松动其关节囊和辐状韧带有助于扩张胸腔。最后运用胸部扩胸扳法，利用胸腔内压力与手法所加的外力相互作用，松解胸椎小关节粘连，调整小关节错位，缓解胸肋部肌肉（肋间肌）痉挛，改善疼痛和呼吸受限。

3）调神。《素问·金匮真言论》曰："东风生于春，病在肝，俞在颈项。"肝经与督脉、膀胱经、手足少阳经于头顶百会相通，其经脉循行均过颈项，肝经气机不畅时，会进一步影响其余四经的经气调畅。颈部经穴是脏腑经气输注脑窍所过之处，胸气街为充养积聚宗气、营卫之气和神气之所。将颈部腧穴推拿作用于督脉、膀胱经等阳经经脉，取人迎、扶突、天窗、天牖、大椎施法，可以温阳化气，行气活血，改善颈项胸背的气血运行状态。至于胸部前后配穴，则是先在背部点按、弹拨胸椎两侧背俞穴，再配伍中府、云门、天突、膻中等前胸部腧穴，横向沟通经络之气。中府为脾经与肺经交会穴，按之可宣降肺气，健运脾湿。中府、云门穴区位于上肋间隙，按之可松解上肋间肌，提上肋助吸气。搓胁肋，点按期门、日月等腧穴，可行气活血，舒筋通络，疏肝理气，健脾和胃，调畅气机。

【本案治疗】

1. 诊断

西医诊断：胸闷，项背筋膜炎。

中医诊断：胸痹（胸气痹阻）。

2. 处置

初诊：以柔筋舒筋手法按揉颈项部及胸廓区域，重点松解膈肌、肋间肌和斜角肌，隔日1次，20分钟/次，共3次。

二诊：胸闷气短较前明显缓解，但劳累或姿势不当后仍可诱发，颈项背无明显不适，治疗时在前法基础上，加按上后锯肌、下后锯肌，并采用按压复位法，逐步纠正存在的小关节错缝，隔日1次，20分钟/次，共3次。

三诊：胸闷气短基本缓解，情绪较为平稳，睡眠轻浅，以理筋点穴手法按揉颈项胸背部肌肉及腧穴，重点是两侧背俞穴，再配上中府、云门、天突、膻中等，隔日1次，20分钟/次，共3次。

三诊结束后，患者症状明显好转，嘱其自行搓按胁肋，轻轻拍打期门、日月等穴。

本案的推拿手法操作，初诊首先通过按揉松解斜角肌、膈肌、肋间肌以宽胸理气；二诊按揉松解上后锯肌、下后锯肌，并适当纠正存在的小关节错缝，以理筋整复，疏畅气机；三诊采用胸部前后配穴，养心通络，荣行气街，强化调神，共同提升肺活量，增强肺的宣发与肃降功能。

—————————— 实训小结 ——————————

（1）胸痹初起多气机失和，阳气郁滞，可运用推拿调气以宽胸理气，交会气街；日久损伤累及筋骨致使筋骨紊乱者，可运用推拿调形以理筋整复，贯通气街；后期因见情志抑郁焦虑者，可运用推拿调神以养心通络，荣行气街。根据疾病不同的阶段，使用调气、调形、调神手法推拿治疗，调整经络、脏腑气血运行，实为治病求本之道。

（2）具体手法操作，疾病初期主要表现为筋肉紧张，胸气郁滞，运用柔筋舒筋手法松解斜角肌、膈肌、肋间肌等主要呼吸肌以调气；中期主要表现为结构紊乱，胸阳痹阻，可适当纠正胸廓小关节紊乱以调形；后期形病神伤，气机逆乱者，可点按颈胸部腧穴通经活络以调神。

三、不寐（颈源性失眠）

【实训病案】

患者，女，24岁。

主诉：颈痛伴失眠半年余。

现病史：患者半年前因长时间伏案劳累及情志不畅出现颈痛，失眠，偶有头晕、头痛，无肢体麻木。

刻下症：失眠，颈痛、颈部活动受限，时有头晕头痛，畏寒肢冷，食少便溏，腹痛腹泻，痛经，经期正常；入睡困难，睡后易醒，白天乏累，注意力不集中；纳可，二便调；舌淡，苔白，脉沉细。

既往史：痛经10年余，经期正常，平素情绪波动较大；否认高血压、心脏病、肝炎、糖尿病、甲状腺疾病等病史。

专科检查：触诊上段颈椎横突旁及棘突旁压痛明显；颈部活动轻度受限。

辅助检查：椎动脉彩色超声多普勒检查示右侧椎动脉颅外段内0.29 cm，$V_{max}=56.7$ cm/s，左侧椎动脉颅外段内0.37 cm，$V_{max}=75.6$ cm/s。

【诊疗思路】

1. 诊断思路

（1）基本思路

患者青年女性，劳累后及情志不畅时出现颈痛伴失眠半年余，时间超过 4 周，属于持续性失眠，严重影响白天状态。详询病史，可排除精神障碍、药物滥用、睡眠呼吸障碍等问题，患者颈部症状明显，结合症状与查体及辅助检查，分析其病因病机为颈椎的退行性病变，加之外伤或劳损，使颈肌痉挛或颈椎小关节错位、椎间不稳或颈部软组织炎性反应，造成颈部交感神经受刺激或压迫，使大脑的兴奋性增高，引起睡眠时间不足或睡眠不深，大多两者并存。此为颈源性失眠，属中医"不寐"范畴。

颈源性失眠是由于颈部疾患所致的副交感神经受刺激（或受压），使大脑的兴奋性增高，造成睡眠时间不足或睡眠不深熟，而副交感神经受刺激是由于颈椎的退变，加上外伤、劳损，使颈椎小关节错位，椎间不稳或颈肌痉挛或炎症改变，造成创伤性反应。此类失眠常与头、颈部姿势的改变有明显关系。不少患者常感到头部在某一特殊姿势时失眠和颈椎病症均有所减轻，而另一种姿势时则见加重现象。

（2）病理基础

首先，失眠大多与脑供血有关。负责脑供血的椎动脉在颈椎横突孔内走行，颈椎的任何异常弯曲、失稳都将压迫到椎动脉，形成血液流通不畅。所以如果同时有失眠和颈椎病，那么椎动脉型颈椎病很有可能是失眠的主因。

其次，失眠见于交感神经型颈椎病。颈部疾患会刺激交感神经末梢，导致交感与副交感神经功能异常，从而直接导致失眠、头晕、头痛、心慌、记忆力减退、注意力不易集中等症状出现。

最后，颈椎病的一些症状也会间接造成失眠。如肩背痛、头痛头晕、耳鸣耳聋、心慌胸闷、心烦急躁、胃肠胀气等。这些症状假如长期存在，或者突然涌现，不仅会损伤心理健康，更会造成烦躁、焦虑、忧郁、失眠的出现。

（3）症状特点

睡眠障碍为主症。失眠的症状不一：有不容易入睡者，有睡觉中多梦易醒者，有醒后不能再入眠者，也有睡睡醒醒者，更有甚者则整夜都无法入睡。

有颈椎病的一般表现（颈枕或颈背部酸痛发僵），失眠发病和颈椎症状相关。

部分患者的失眠与头、颈姿势的改变有明显的关系，如头部在某一特殊姿势时，失眠和颈椎病症均减弱，而另一种姿势时，症状则加重。因此，有些患者常保持一定的被迫体位睡眠。

2. 治疗思路

（1）中医认识

失眠的病因病机比较复杂，综合来讲，主要是由机体阴阳失衡、脏腑功能失调等因素导致。其涉及的脏腑不外心、脾、肝、胆、肾，其病机总属营卫失和，阴阳失调为病之本，或阴虚不能纳阳，或阳盛不得入阴。故阴阳失和是失眠的关键所在。《素问·逆调论》云："阴阳逆，不得从其道，故不得卧也。"颈源性失眠在临床上比较常见，推拿治疗可以取得很好的临床效果。颈源性失眠多是由于颈部肌肉劳损、小关节错位、骨质增生等对椎动脉、颈部交感神经节等的压迫和刺激而导致了脑部供血不足，致使大脑中枢神经的兴奋性增高或自主神经功能异常而导致。

推拿治疗对消除肌肉紧张痉挛、改善血液循环、松解局部硬结作用显著。可采用多种手法对颈背肩臂等部位进行按摩并配合穴位按摩，以舒筋活络，减轻疼痛。尤其是对有颈椎后关节紊乱和小关节细微错位的患者，经推拿按摩使痉挛的肌肉得以缓解后进行旋转复位手法可收立竿见影之功效，但操作必须掌握好"稳、准、轻"的原则，严禁暴力强行屈伸扭转。

（2）治疗原则

本病的治疗原则是缓解局部肌肉的疲劳损伤，调整颈部错位的小关节，解除对椎动脉、交感神经的刺激或压迫，改善脑供血，降低脑神经的过度兴奋，改善睡眠。

（3）手法操作

本病可采用中国中医科学院望京医院特色诊疗团队的"颈七线肩胛五区十二穴"推拿法配合特定穴位治疗。

1）颈七线。①颈督脉线，督脉线自风府穴至大椎穴的连线。先用拨揉法，患者端坐，轻度前屈，充分暴露项韧带，医者立于后侧，一手扶患者肩部，另一手拇指自上而下拨揉或按揉1～2分钟。亦可俯卧位操作。再用推捋法，一手按住上端，另一手向下推捋。操作时，拇指先稳稳按住紧张的项韧带使之产生得气感，然后进行拨揉操作，拨揉时力量保持恒定，作用点保持恒定，不能减力，不能冲击，不能滑动。下段得气感更强。可温通督脉、疏经理气。②颈旁三线，是指围绕颈部两侧的三个手法治疗线。左右各三线，共六线。颈旁第一线亦称颈夹脊线，自天柱穴至颈根穴连线，左右各一线。即斜方肌颈段外缘，其深层可触及头半棘肌。颈旁第二线为风池穴至肩井连线，左右各一线。自上而下可触及枕下肌、头夹肌、颈夹肌、肩胛提肌等的肌腹。颈旁第三线即颈椎横突后缘连线，左右各一线。可在胸锁乳突肌深层触及肩胛提肌、斜角肌、颈夹肌起点。沿线有翳明、天牖、天窗等穴。先用纵向横拨法，以拇指指端着力分别吸定于颈旁三线之肌筋膜，轻柔和缓小幅度地沿三线垂直方向做横向拨揉动作。再用横向横拨法，以拇指指端沿水平位，按三、二、一的顺序横向拨揉颈旁三条线，缓缓向下移动。

　　2）肩胛五区。是围绕肩胛骨分布的五个手法治疗区，两侧共十区。肩胛第一区（肩胛冈上区），是由肩井、曲垣与巨骨三穴围成的三角区域，即冈上肌区域，自颈根部至肩峰端，上面覆盖有中斜方肌。肩胛第二区（肩胛内上角区），由肩中俞、肩井、曲垣、魄户四穴的连线围成，即肩胛提肌区域，上面覆盖有中斜方肌。肩胛第三区（肩胛内上区），是大椎、陶道、附分、魄户四穴之间的区域，即小菱形肌区域，上面覆盖有中斜方肌。肩胛第四区（肩胛内下缘区），是魄户、膏肓、神堂、譩譆、膈关连线与肩胛内缘的区域，即菱形肌近肩胛内侧缘腱腹移行部之条形区域，表层覆盖有下斜方肌。肩胛第五区（肩胛外下区），是由天宗、臑俞、肩贞三穴围成的三角形区域，即冈下肌及小圆肌区域。以拇指或肘尖尺骨鹰嘴处拨揉肩胛五区的肌肉起止点和筋膜痛点。

3）十二穴。风池、颈根、肩井、天宗、天髎、肩外俞均左右各一个，共十二穴，即颈部十二穴。用手法点按或点揉。

4）特定穴。开天门、推坎宫、运太阳、揉耳后高骨"四大手法"，专治头面诸症及失眠等，用之可调整阴阳、调畅气机、安神定志。此外，还有揉印堂；按揉枕下缘（主要是寰枕后膜区域，内有翳风、翳明、安眠、风池）；按百会及四神聪；拿揉五经；按揉发际；按揉神门，配合内关；按揉足三里、三阴交；摩揉腹部；揉脐。

【本案治疗】

1. 诊断

西医诊断：失眠，交感神经型颈椎病。

中医诊断：不寐，颈椎病（气虚血瘀）。

2. 处置

采用"颈七线肩胛五区十二穴"推拿法。采用拨揉法，先拨揉颈部督脉线，即拨揉项韧带；然后沿颈旁第一线拨揉，用力方向是沿斜方肌的外缘朝向对侧偏前，力量应渗透达到头半棘肌层面；拨揉颈旁第二线，用力方向是在斜方肌与胸锁乳突肌两条肌肉的间隙内用力渗透并朝向对侧，并且拨揉枕骨下肌、头夹肌、肩胛提肌；拨揉颈旁第三线，用力方向是沿胸锁乳突肌后缘颈椎横突的后结节处朝向对侧偏前，手法上主要采用拨揉法、按压法、叩击法。并用肩胛五区拨揉法：以拇指或肘尖尺骨鹰嘴处拨揉肩胛五区的肌肉起止点和筋膜痛点。再用手法点按或点揉风池、颈根、肩井、天宗、天髎、肩外俞，即颈部十二穴。隔日1次，连续治疗2周。

治疗1周后患者颈部疼痛有明显缓解，头晕头痛改善，入睡较前容易。2周后失眠症状基本缓解，仍有多梦、乏力，颈部仍有轻微疼痛。

实训小结

（1）强调宁心安神镇静。失眠的关键在于心神不安，所以安神镇静为治疗失眠的主要方法。可从颈项部和头部推拿入手，改善气血循环，养护心神。

（2）注意调整脏腑气血阴阳。失眠是由于脏腑阴阳失调、气血不和所致，故着重于调治脏腑及其气血阴阳，以求从根本上进行治疗。可从改善颈椎相关症状和消化系统相关症状（如消化不良）入手。

（3）注重精神调理。消除顾虑与紧张情绪、保持心情舒畅在治疗过程中有重要的作用。

（4）颈源性失眠患者应积极治疗颈椎病，多进行自我牵伸锻炼，纠正不良的姿势和习惯，选择正确的睡姿、合适的枕头，睡觉时以仰卧、侧卧为宜。

四、头痛（颈源性头痛）

【实训病案】

患者，女，37岁。

主诉：颈部活动不利伴左侧头痛1年余，加重2个月。

现病史：患者1年前运动时出现颈项部僵痛不适，伴活动受限，左侧枕部到颞部放射性疼痛，间断发作，每于晨起或长时间伏案工作后加重，自行按揉颈部或适当活动颈部后症状可缓解，未系统治疗。近2个月来因长时间伏案工作致头痛加重，每天发作2次以上。

刻下症：颈项僵硬疼痛，伴间断发作左侧头痛，时有头晕，无恶心呕吐，无视物模糊；夜寐欠安，纳可，二便调；舌淡暗，有瘀斑，苔薄白，脉沉涩。

既往史：患者长期伏案工作，平素工作压力较大，有颈椎病病史7年余。否认高血压、心脏病、肝炎、糖尿病、甲状腺疾病等病史。

专科检查：颈椎生理曲度变直，功能活动可，C2棘突左侧偏歪，椎旁肌及肩胛骨内上角广泛压痛阳性，左侧枕外隆凸旁压痛阳性，臂丛神经牵拉试验阴性，余查体未见明显异常。发作时VAS评分6.5分。

辅助检查：颈椎 X 线片示颈椎生理曲度变直，寰枢关节左窄右宽。

【诊疗思路】

1. 诊断思路

（1）基本思路

头痛为临床上颈椎病患者的常见症状，既往有很多学者单独以颈源性头痛作为诊断进行独立研究。但由于发病机制较为复杂，因此临床并没有较为公认的诊断标准，多把它归为颈椎病范畴。患者为青年女性，运动后出现颈项部强痛不适、活动受限，继而出现单侧头痛，结合症状、体征及辅助检查，参照国际疼痛学会（IASP）诊断标准，诊断为颈源性头痛。本病的疼痛可为持续性也可为间断性，但多与长时间伏案或者颈部不良姿势相关。近年来的研究表明，颈椎病的头痛与颈部肌紧张、颈椎后关节退变、局部组织炎性水肿、神经内分泌免疫调节网络存在障碍等多个因素密切相关。因神经根受累部位的不同，疼痛分为神经源性疼痛和肌源性疼痛。神经根的感觉神经纤维受到刺激引起神经源性疼痛，而其腹侧的运动神经纤维受刺激时则引起肌源性疼痛。

颈源性头痛又称颈神经后支源性头痛，一般是指枕大神经、枕下神经、枕小神经和第 3 枕神经痛的总称，以枕大神经痛为主。疼痛表现在枕部范围。广义上的枕部是指 4 对枕神经的分布区，即顶结节以下，两侧耳根后，下颌角水平向后的连线间。按神经的粗细和分布范围，从大到小依次是枕大神经、枕小神经、第 3 枕神经和枕下神经。

（2）病理基础

颈源性头痛的患者往往有临床症状或体征、实验室检查或影像学检查方面的颈部紊乱证据，且这些颈部紊乱已明确会引起头痛。颈源性头痛是指由颈椎及其成分如骨质、椎间盘或软组织紊乱引起的头痛，其通常但并非总是伴随颈部疼痛。颈源性头痛在临床中常与紧张性头痛、单纯性头痛混淆，其鉴别点主要在于是否伴有颈部症状。

（3）症状特点

患者可表现为枕神经痛，这与骨赘增生、上颈椎失稳或紧张痉挛的肌肉压迫上颈段的颈神经后支有关。

患者主诉多为头枕痛伴颈痛。临床发病率很高，持续时间长，治疗有一定难度。体格检查：寰枕间隙及枕下三角饱满膨隆，压之酸胀舒适。影像学检查：一般表现为寰枕、寰枢或 C2～3 的变化，如寰齿关节不对称，寰椎后弓与枕骨间隙变小，寰椎前弓与齿突间隙呈 V 字形变化，C2～3 失稳等。

2. 治疗思路

（1）中医认识

中医学认为本病的发生既与风、寒、湿邪侵袭头颈经络，导致气血痹阻、不通则痛有关，也与肝肾亏虚、筋骨失养、经脉气血传导不畅有关。内外因相合，阴阳失调，导致头痛等症状。也有学者认为，头面部手足太阳经筋分布区肌肉、筋膜病理性的牵拉与卡压造成气血运行不畅是本病的主要原因。古人云"头为诸阳之会"，"经脉所过，主治所及"。在治疗方面，因为头面部为阳经交会之处，手足三阳经筋的病损与疾病的发生有密切的关系，所以历代医家多以阳经穴位为主要治疗点。大量现代研究表明，采用针刺、针刀、穴位注射等方法刺激头项部的许多穴位对缓解颈源性头痛都有较好的治疗效果。

在推拿治疗方面，如何优化手法的操作、提高推拿治疗的精确性和可重复性是近几年临床研究的重点方向。我们认为除了采用准确的操作手法，选取有效的治疗点对于提高治疗效果有着更积极的意义。天柱、天牖、翳明三穴与上颈段颈神经后支具有很强的相关性。天柱具有疏风、解表、行气的功效，是足太阳膀胱经循行项部的唯一腧穴。点按天柱可化气壮阳，通畅督脉、膀胱经之气，使气血顺利上达头部。天牖属手少阳三焦经，三焦气血在此吸热后上行头部。点按天牖具有清头明目、通经活络之功效。翳明为经外奇穴，临床选取此穴取清利头目、行气止痛之功。此三穴在解剖学上均位于枕下三角区，天柱外层为斜方肌、头半棘肌，有第3枕神经和枕动脉分支分布，内层为枕下肌群，有枕大神经和枕动脉干经过。枕大神经最易在此被卡压，因其恰好处于斜方肌与头半棘肌的间隙。按摩天柱可有效缓解枕大神经痛，对缓解第3枕神经痛也有很好的效果。天牖浅层有胸锁乳突肌、头夹肌、斜角肌、肩胛提肌，深层有第3枕神经。翳明浅层有胸锁乳突肌、头夹肌、斜角肌、肩胛提肌，以及耳大神经、枕小神经分布，深层有枕下神经和副神经分布。枕下神经在寰椎横突后部椎动脉沟处出来，在此处最易被触摸，按摩此处效果极佳。同时，枕下区域也是椎动脉从寰椎横突孔穿出后沿椎动脉切迹向内横行至颅骨大孔前段（寰枕段

V3 段）所经之处。许多研究者认为，松解寰枕部肌肉的紧张、降低局部交感神经的兴奋性、改善微循环是推拿治疗本病的关键所在。从相关试验结果可以看出，相比单纯颈部理筋手法，颈部三穴（天柱、天牖、翳明）推拿法在止痛方面表现出更好的临床疗效。由于受限于病例数量，其确切疗效值得更多临床学者进一步应用及验证。

（2）治疗原则

本病的治疗原则是舒筋通络，解痉止痛。从经络与肌肉、神经论治，松解寰枕部肌肉的紧张，消除局部对颈神经后支的卡压和刺激。

（3）手法操作

本病可采用中国中医科学院望京医院特色诊疗团队的"颈部三穴推拿法"治疗，具体如下。①取穴：翳明（在耳垂后，乳突与下颌骨之间凹陷处后方，翳风穴后 1 寸）、天牖（横平下颌角，颞骨乳突后下方，胸锁乳突肌后缘近发际处，天容穴与天柱穴连线之中点）、天柱（后发际正中旁开 1.3 寸，斜方肌外侧凹陷处）。②推拿手法：患者取坐位，医者站在患者后侧，一手扶住患者肩部，先以指揉法自上而下放松颈部的寰枕筋膜区及枕下三角区等肌群，时间 5 分钟；后以一手拇指指端沿翳明穴、天牖穴、天柱穴三点的连线行拨揉法，时间约 5 分钟；之后以双手拇指指端交替点按双侧三个穴位，力量以患者感觉酸胀舒适为度，时间 5 分钟；最后医者双手同时拿捏肩井 3～5 次，手法治疗结束。

【本案治疗】

1. 诊断

西医诊断：颈源性头痛。

中医诊断：头痛（气滞血瘀）。

2. 处置

采用"颈部三穴推拿法"治疗。

取穴：翳明、天牖、天柱。

推拿手法：参见第 29 页"（3）手法操作"。

治疗 1 次后患者头痛明显缓解，颈部活动受限缓解，继续隔日治疗。治疗 3 次后头痛基本缓解，颈部仍有轻微活动受限及颈部疼痛。

———————— 实训小结 ————————

（1）推拿对颈椎病的治疗具有一定优势，一般除重度脊髓型颈椎病外，没有达到手术指征的各类颈椎病均可以采取推拿疗法来进行保守治疗。要明确诊断，严格掌握颈部推拿的适应证和禁忌证，重视影像学检查，排除脊髓型颈椎病及占位性病变。

（2）颈肩部较为脆弱，要注意手法轻柔和缓，发生任何不适时都要缓慢移开，动作要柔要稳，不可突施暴力。按摩的频率要适宜，不可过于频繁，避免导致颈部肌肉疲劳和损伤。

（3）本病的疼痛性质可为持续性也可为间断性，但多与长时间伏案或者颈部不良姿势相关。可嘱患者调整生活习惯。

五、眩晕（颈源性眩晕）

【实训病案】

患者，女，42岁，职员。

主诉：颈痛伴眩晕4个月。

现病史：患者自述平素伏案工作，缺乏活动，近4个月逐渐出现颈项痛，伴眩晕，时有视物模糊，头痛，严重时天旋地转，影响工作，休息后可缓解。眩晕症状可随头颈体位改变，劳累或受凉后加重。头痛不剧烈，偶有恶心但不呕吐，时有乏力。

刻下症：眩晕，颈部疼痛，活动不利，视物模糊，时有乏力；纳可，夜寐欠安，二便调；舌胖大有齿痕，质暗，苔白，脉细。

既往史：否认高血压、心脏病、肝炎、糖尿病、甲状腺疾病等病史。

专科检查：颈僵、活动略受限，颈部软组织广泛压痛，以C2～5横突旁为著。霍夫曼征阴性，旋颈试验阳性，臂丛神经牵拉试验等其他颈椎相关查体均为阴性。

辅助检查：颈部X线片示颈椎生理曲度部分变直，C3～7椎间隙及两侧椎间孔变形狭窄，项韧带及前纵韧带部分骨化。

【诊疗思路】

1. 诊断思路

（1）基本思路

本案表现为体位改变时发作性头晕，临床上应当与耳石症相鉴别。本案伴随颈项疼痛不适，且眩晕时间较长；耳石症通常表现为体位改变时剧烈眩晕，眩晕时长通常不超过 1 分钟，且不伴随颈部症状，故可鉴别。综合症状及体征，考虑此患者为颈源性眩晕，即椎动脉型颈椎病。

（2）病理基础

颈源性眩晕主要是指颈部各种病变所引起的眩晕综合征。本病是因颈椎退行性改变或外伤使脊椎内外平衡失调，引起椎动脉颅外段即椎基底动脉供血不足，并以眩晕为主要症状的临床综合征，又称椎动脉型颈椎病、椎动脉压迫综合征、椎动脉缺血综合征等。多见于颈椎椎间盘发生退变、骨质增生、上关节突明显增生肥大，直接刺激压迫椎动脉，导致脑部供血不足；或颈椎节段性不稳定，在颈部活动时椎间关节产生过度移动，对椎动脉周围交感神经构成刺激，交感神经兴奋后椎动脉痉挛收缩，尤其枕下三角区域肌肉紧张痉挛压迫走行其中的椎动脉，导致脑部供血不足；或颈部血管硬化性改变使血管弹性回缩力量减弱，血流动力学异常引起椎基底动脉供血不足。这些因素引起患者脑部血流量发生改变，造成眩晕、恶心、头痛等症状。

（3）症状特点

本病主要表现为旋转性、摇摆性、浮动性眩晕，还可能表现为眼前发黑、头重脚轻、下肢无力等。也有患者伴有复视、眼震、耳鸣、耳聋、恶心、呕吐等，多于头颈部体位改变或回头转颈时诱发或加重。

2. 治疗思路

（1）中医认识

推拿治疗本病，旨在消除颈椎异常应力，恢复正常的颈椎关节解剖序列，松解肌肉的高张力，使异常的肌肉张力恢复正常，阻断恶性刺激，改善患者颈项部体表温度，从而有利于椎动脉血供的恢复；解除对椎动脉及交感神经的压迫或刺激，从而缓解症状；缓解颈部软组织痉挛，解除神经根粘连，使椎间孔和椎间隙压力减轻、椎动脉弯曲及扭转情况改善，消除交感神经节的过度紧张，增加椎动脉的血流速度和血流量，改善椎动脉供血。

颈椎病属中医学"痹证""眩晕"等范畴，主要病机为：机体衰老，肝肾亏虚，气血亏虚；或久坐耗气，筋骨失养，劳损筋肉；或扭挫损伤，气血瘀滞，感受外邪，风寒客于经脉。眩晕在初期多为本虚标实，主要是由气血、肾精不足，痰湿、瘀血蒙蔽清窍，痰瘀互结所致，后期则以虚为主。若风寒外袭、太阳经痹阻不畅或肝肾不足均可导致经血不能循经上荣，则出现眩晕、头痛、颈痛等症。故治疗应将活血化瘀、改善局部循环与开窍醒神、镇静止晕相结合。

（2）治疗原则

本病的治疗原则是开窍镇静，醒脑明目，促进循环，改善供血不足。

（3）手法操作

本病可采用中国中医科学院望京医院特色诊疗团队的

"颈七线肩胛五区十二穴"推拿法配合特定手法治疗。

1) 颈七线肩胛五区十二穴推拿法。见"不寐（颈源性失眠）"部分。

2) 特定手法。①按摩风池。先用一手拇、示指分别按在左右风池穴，逐渐用力内收提捏挤压 10～20 次。再用拇指指端沿寰枕关节缝隙朝向风府横向拨揉，左手拨右侧，右手拨左侧，每穴 3 分钟，动作稳柔，不能产生冲击力。可起到舒筋活血、扩大寰枕间隙、增强气血循环作用。②按摩肩井。位置：肩井是足少阳胆经穴，在肩部，大椎与肩峰连线的中点。方法：拿肩井 5 次，或按揉肩井及周围筋膜，或一手按揉肩井，另一手旋摇同侧上肢 5 次。作用：开通气血，养脑安神。③掌托拔伸法。患者正坐，医者站于患者患侧，用一手手掌托住患者下颌，另一手虎口及掌根托扶住颈枕部，两手同时向上缓缓地沿脊柱纵轴用力拔伸，片刻后，缓缓地做颈部左右旋转活动数次，再缓慢放松复原。动作结束后切勿猛然松开。作用：利用患者自身体重牵引，可扩大椎间隙和椎间孔，缓慢柔和牵拉椎动脉，改善眩晕。

（4）手法要点

眩晕但不恶心呕吐，伴站立不稳，头颈屈伸旋转诱发眩晕或致其加重者，轻柔缓和按摩颈七线肩胛五区加风池即可，随时与患者交流，一旦眩晕加重，则减轻手法力度并减小操作幅度，或休息片刻后再按之。

病情严重者，眩晕伴恶心呕吐、站立不稳时，推拿操作必须做到不晃动患者。此时患者最怕身体尤其是头颈部晃动。可采取分步推拿，对寰枢椎部进行手法操作时只按不揉，不使患者身体产生晃动，如果患者还是出现恶心，移至肩背部只按不揉，待患者适应后慢慢开始小幅度轻轻按揉，往往取得奇效。

有些患者眩晕但不恶心呕吐，且时时自行旋转头颈并有弹响音，活动后会稍感舒适，此时，可做颈部旋提纠偏手法。注意一般急性期不做此手法。

如对眩晕患者行颈部手法时，不宜大幅度地旋转及做过快的旋转动作，慎用旋转复位扳法，以免受压的椎动脉扭曲产生闭塞、急性缺血而使患者猝倒。

【本案治疗】

1. 诊断

西医诊断：颈源性眩晕。

中医诊断：眩晕（气虚血瘀）。

2. 处置

采用"颈七线肩胛五区十二穴"推拿法，开窍镇静，醒脑明目，通过按摩颈旁的皮部经筋达到通经活络、镇静安神的目的，配合点按经筋循行部位的穴位达到通经活络、缓解痉挛的效果。重点按揉颈旁第三线和肩胛第二区，配合点按风池、肩井、颈夹脊等。现代解剖学认为，采用系统规范的推拿手法，对肌肉组织进行持续挤压，可加快血液循环和淋巴循环，起到改善血流动力异常、缓解供血不足的作用。

隔日治疗，治疗 3 次后患者颈部疼痛有明显缓解，眩晕症状改善，无视物模糊。治疗 5 次后眩晕基本缓解，因再次长时间伏案工作，颈部仍有轻微疼痛。嘱患者自己进行颈、背部肌肉功能训练，避免长时间保持同一姿势，防止颈部受凉和双手提重物。

实训小结

（1）正确的诊断是合理使用手法、提高疗效和安全性的前提与基础。手法治疗前应进行影像学检查，了解颈椎间关节稳定情况，排除严重的脊髓压迫性病变。

（2）正确认识疾病发展规律，不强求速效。

（3）正确的诊断要有正确的方法，应将中医学的望闻问切四诊与现代医学的临床查体方法相结合；增强诊断与鉴别诊断的能力，提高诊断的正确率，从而尽可能地减少和避免临床上误诊误治而出现意外，达到真正意义上的精准推拿和精准治疗。

（4）针对不同病症，辨证使用手法，如对眩晕患者行颈部手法时，不宜大幅度地旋转及做过快的旋转动作。对头晕较重者手法宜轻柔，不可产生晃动感，应缓缓用力向上拔伸，慎用旋转复位扳法，以免受压的椎动脉扭曲产生闭塞、急性缺血而使患者猝倒。

（5）对于严重骨刺患者，生理曲度严重变形，如反张甚至成角的患者，在用推拿手法时，只可"理筋"不可"正骨"（包括扳法、摇法、牵引等）。

（6）眩晕缓解后，"颈七线肩胛五区十二穴"推拿法结合适当锻炼可以巩固疗效。个别患者有椎间关节紊乱，会不自主地活动头颈，且活动时有弹响者，可用颈椎调整手法，以纠正颈椎生理曲度改变、侧弯和关节紊乱的情况。

六、头晕（体位性高血压）

【实训病案】

患者，男，48 岁。

主诉：头晕、乏力、小腿抽筋 5 年余，加重 1 个月。

现病史：5 年前无明显诱因出现头晕，呈昏沉感，乏力，休息后可自行缓解。小腿易抽筋，常夜间及活动后出现，下肢怕冷，双脚冰凉。自述有高血压病史 5 年，平卧休息时血压无明显异常，站位或坐位时血压升高，血压最高 180/130 mmHg。对各类降压药敏感，最小剂量即可快速降低血压，低时 100/60 mmHg 伴头昏蒙、不能睁眼。多次调整降压方案，现服阿利沙坦酯片每次 80 mg，隔日 1 次。

刻下症：头晕、乏力，无心悸气短，平素纳可，二便调，舌红，苔白腻，脉弦。

既往史：否认心脏病、肝炎、糖尿病、甲状腺疾病等病史。

专科检查：卧位 30 分钟后血压 135/88 mmHg，站立 10 分钟后血压 148/100 mmHg。颈部触诊左中斜角肌紧张，压痛阳性，放射痛阳性。大腿后侧肌群薄弱，股二头肌压痛明显，小腿肌群松软，轻按即可致疼痛加剧甚至抽筋。腹部肌群松软。

辅助检查：双下肢动静脉彩超示双下肢股动脉、腘动脉、胫前动脉、胫后动脉、足背动脉未见明显异常，双侧小腿肌间静脉局部管腔增宽，右侧最宽约 0.69 cm，左侧最宽约 0.60 cm，加压可压闭，管腔内可见血流信号。

【诊疗思路】

1. 诊断思路

（1）基本思路

本案以平卧休息时如常，站立或坐位时头晕、血压升高为主要表现，且排除了继发性血压升高。此种高血压可称为体位性高血压（orthostatic hypertension，OHT）。体位性高血压多为轻型高血压。因此在治疗本病时，患者可不必急于使用降压药物，而应通过体育锻炼和心理治疗等来促进神经调节功能的改善。

体位性高血压目前尚无明确的、统一的概念来定义。通常认为在站立位时血压增高，平卧位时血压正常即为体位性高血压。体位性高血压是从卧位转换为站立位时，收缩压增加≥20 mmHg 或舒张压增加≥10 mmHg 的一种病理现象。另外，本病是外周动脉疾病、心脑血管疾病的高危因素，患病率为 5％～30％。

（2）病理基础

体位性高血压是与原发性高血压不同的特殊类型高血压，是被公认的导致跌倒、晕厥和心血管事件的危险因素。本病发病机制不明确，神经体液调节紊乱是最重要的原因之一。

人体变换为直立位时，机体经历了快速的血液重分布，血液从动脉系统转移至静脉和内脏血管系统，有 500～1000 ml 血液积聚于躯体下部，通过静脉系统流回心脏，以维持体位改变时的血压稳定；若血液不能及时回流右心房，心输出量减少，动脉系统血液得不到及时补充，身体会通过神经体液的代偿作用维持血压稳定，过度激活主动脉和颈动脉分叉中的压力感受器，增加的冲动传至延髓，交感神经系统和肾素-血管紧张素-醛固酮系统过度兴奋，血浆中去甲肾上腺素和加压素水平升高，使动脉收缩增强、血压升高以维持生理功能。当人体处于直立位时，瘀滞在这些下垂静脉血管池内的血液过多，积聚在身体下部的血液不能迅速回流心脏参与重分布，回心血量减少，心输出量下降，代偿性的血压升高持续存在，导致神经体液调节紊乱，动脉血管尤其是小动脉长时间收缩甚至痉挛，出现体位性高血压。

（3）症状特点

体位性高血压表现为患者取卧位时血压正常（舒张压≤90 mmHg），取立位时血压升高（舒张压＞90 mmHg、收缩压＞150 mmHg），且排除了继发性血压升高。此种高血压一般无特异性表现，多在偶然情况下被发现（如直立 3 分钟）。可有头晕、头沉、颈项不适、易疲倦、不耐受运动、入睡快但睡眠质量欠佳、胸闷、心慌等不适。

2. 治疗思路

（1）治疗目的

不能采用治疗高血压的常规方法来治疗体位性高血压。使用利尿药不但不能降低血压，反而会使血压进一步升高。

本病一般不需要治疗，个别症状明显者，可适量服用神经功能调节药（如谷维素等）、中枢及周围神经营养制剂（如吡拉西坦、维生素类、肌苷及有关中药）、安定类镇静制剂。目前，国际上认为本病的治疗以增加肌肉丰厚度及提高肌力为主。骨骼肌具有"肌肉泵"的作用，能加快血液循环。肌肉收缩时，挤压分布于肌肉间的静脉推动血液回心，舒张时血液从毛细血管回流充盈静脉，加速血液在外周动静脉系统的重分布。

采用合理的推拿手法，对肌肉组织进行持续挤压，可加快血液循环和淋巴循环，降低交感神经的异常兴奋，使痉挛的血管得以松弛，恢复血压的正常状态。患者肌间静脉增宽，下肢静脉回流缓慢，致下肢常感沉重、酸胀，走路易疲劳，严重时伴小腿肌肉痉挛。下肢肌肉薄弱，伸缩性差，肌肉泵作用减弱，腹肌松软，内脏静脉回流缓慢，回心血量减少，出现体位性高血压。治疗以激发肌肉活力、增加肌肉丰厚度和增强肌肉伸缩性为主。

运用上下同治、医体结合，推拿手法、自主锻炼结合的方法治疗体位性高血压，以"颈七线肩胛五区"推拿法改善头颈和心脏血供，按揉下肢激发肌肉活力，促进静脉回流，增加回心血量，推揉腹部强化腹肌，加快腹部及胃肠静脉回流，减轻心脏负担，辅以踝泵和直腿抬高运动牵拉下肢肌群并增强伸缩性。

推拿手法作用于颈、肩、小腿、足踝，不仅可以疏通局部经络，促进气血运行，还可通过经络的传导感应作用，调整虚实，平衡阴阳。颈七线推拿作用于督脉、膀胱经，以及手、足少阳经，促进气血运行，改善头颈血液循环；肩胛五区推拿作用于手三阳经与督脉、膀胱经，加强与心脏的联系；下肢后侧主要是足太阳膀胱经所过，施以手法可振奋阳气，促进气血运行，上下同调，上病下治，调整虚实。足阳明胃经、足太阴脾经、足少阴肾经及任脉循行于腹部，推拿手法作用于腹部，可以激发经气，促进气血的运行。此外，募穴也主要分布于腹部，是脏腑之气聚集的地方，可调节相应脏腑的平衡，与肩部推拿形成俞募相配、前后同调之意。

（2）治疗原则

本病的治疗原则是开窍镇静，醒脑明目，行气活血，以促进血液循环，改善供血不足。

（3）手法操作

1）颈肩部操作。患者取俯卧位，医者站于患者侧方，做颈七线肩胛五区推拿治疗。①推拿颈七线。用拇指拨法横拨颈督脉线（风府至大椎连线）、颈旁第一线（天柱至颈根连线），四指揉拨颈旁第二线（风池至肩井连线）、颈旁第三线（颈椎横突后缘翳明、天牖、天窗至缺盆连线），按照从头至肩、由中间至两侧、先患侧后健侧的顺序反复操作5分钟，结束颈七线操作。②推拿肩胛五区。用拇指点按肩胛部穴位并以拇指或掌根按揉相关区域5分钟。按揉肩井、曲垣与巨骨，按揉此三穴围成的三角区域并点穴，放松冈上肌；按揉肩中俞、肩井、曲垣、魄户，按揉此四穴围成的区域并点穴，放松肩胛提肌；按揉大椎、陶道、附分、魄户四穴之间的区域并点穴，松解小菱形肌；点按魄户、膏肓、神堂、譩譆、膈关，并按揉上述穴位连线与肩胛内缘的区域，放松大菱形肌；按揉天宗、臑俞、肩贞，按揉三穴围成的三角区域并点穴，放松冈下肌和小圆肌。

2）下肢操作。患者取俯卧位，医者主要在下肢后侧施以手法，按先小腿后大腿的顺序进行。①推拿小腿：医者以掌根或拇指着力，沿小腿膀胱经自上而下按揉5～6遍，重点拨揉承山、承筋两穴；再半握拳，以四指近端指间关节着力自腘窝附近小腿三头肌附着部按压至跟腱部2～3遍；最后握拳以拳底叩击小腿一头肌、跟腱及足跟部，以酸胀发热为度。②推拿大腿：主要推拿大腿后侧肌群，重点是对股二头肌腱进行松解，方法是以掌根或拇指沿臀中肌与阔筋膜张肌间隙，股二头肌与半腱肌、半膜肌间隙按揉5～6遍。③推捋下肢：医者一手扶足踝，另一手以掌跟自下而上从跟腱至臀部推捋后外侧肌群3～5遍，四指指间关节沿推捋线路行按压操作1～2遍；最后患者仰卧位，医者一手托足跟，一手握住足掌，背伸踝关节并内外旋转摇晃活动30秒。

3）腹部操作。患者取仰卧位，双膝、双髋屈曲，医者左手四指朝剑突方向按压建里与中脘部位，右手在膝关节下方施力，一松一紧向腹部按压或左右摇摆，持续2分钟。

4）自主锻炼。①踝泵运动。患者仰卧位伸直双腿，足部缓慢背伸至最大限度坚持3秒后回放松位，再跖屈至最大限度坚持3秒后回放松位。上述动作15次为1组，每日2组。其间可配合呼吸运动，吸气时背伸或跖屈，呼气时还原。②直腿抬高活动踝关节。仰卧位双下肢伸直状态下一侧下肢抬起，抬起肢与床面垂直并背伸踝关节，保持2秒后在背伸状态下内旋，保持 3 秒后缓缓放松。另一条腿交替进行，未抬起肢需紧靠床面始终伸直，每日双腿交替抬起10 次。

【本案治疗】

1. 诊断

西医诊断：体位性高血压。

中医诊断：眩晕（肝阳上亢）。

2. 处置

初诊：予以三部（颈肩部、下肢、腹部）推拿法治疗，嘱患者平素多进行下肢肌力练习。诊间指导踝泵运动锻炼方法，患者做一次后，两侧小腿均诱发抽筋现象，疼痛难忍，嘱患者缓慢进行肌力锻炼，同时注意保暖，多用热水泡脚。

二诊：头晕次数减少，双下肢较前更加酸胀无力，继续手法治疗，但减少下肢刺激量，手法轻柔和缓。

三诊：头晕乏力减轻，双下肢较前温热舒适，小腿抽筋次数减少。双下肢动静脉彩超示，双下肢股动脉、腘动脉、胫前动脉、胫后动脉、足背动脉未见明显异常，双侧小腿肌间静脉局部管腔增宽，右侧最宽约 0.69 cm，左侧最宽约0.60 cm，加压可压闭，管腔内可见血流信号。诊间卧位血压134/88 mmHg，站立 10 分钟后血压 135/88 mmHg。继续手法治疗 2 周后诸症消失，血压正常，停服高血压药物。3 个月后随访未复发。

按语：患者肌间静脉增宽，下肢静脉回流缓慢，致常感下肢沉重、酸胀，走路易疲劳，严重时伴小腿肌肉痉挛。下肢肌肉薄弱，伸缩性差，肌肉泵作用减弱，腹肌松软，内脏静脉回流缓慢，回心血量减少，出现体位性高血压，治疗以激发肌肉活力、增加肌肉丰厚度和增强肌肉伸缩性为主。初次接受手法治疗后患者小腿酸胀加重，可能因肌肉代谢增强造成。初次进行肌力练习（踝泵）出现小腿抽筋，为患者下肢肌肉力量差且对外界刺激非常敏感所致，应加强自我锻炼，但宜慢宜缓，从小量开始逐渐增加。

实训小结

（1）体位性高血压患者下肢肌肉薄弱，肌肉收缩时对肌间静脉的挤压力量不足，回心血量减少，积聚在身体下部的血液增多，肌肉舒张时从毛细血管流向肌间静脉的血量减少，肌间动脉血流增加，小动脉血压升高，因此体位性高血压治疗的关键是使下肢肌肉的丰厚度增加和力量增强。

（2）推拿手法直接作用于肌肉组织，松解其紧张或痉挛，使其舒展，模拟"肌肉泵"作用，以加快作用部位的血液循环。在颈部实施不同的推拿手法可以刺激颈动脉和主动脉弓的压力感受器，产生短期降压效果，并帮助其逐步恢复正常的负反馈调节，使动脉血压在正常范围内波动；在下肢施以手法，疏通经络，降低肌筋膜张力，缓解后侧肌群的痉挛，激发股二头肌和腓肠肌、比目鱼肌活力，使肌肉泵作用增强，血液重分布速度增快，手法推捋自下而上操作利于血液回流；腹部手法可以刺激腹肌，加快胃肠静脉回流，增加回心血量，促进血液重分布。

（3）体位性高血压的推拿治疗应从颈肩、下肢、上腹三部入手，操作时力要渗透到一定深度和层面，特别是解剖上的孔窍和缝隙。由于肌筋膜的高张力或粘连，走行其间的经络痹阻不通，产生气虚血瘀的症状，出现头晕、恶心等不适症状，手法要重点作用于此。正所谓"经络十二者，伏行分肉之间，深而不见""病在血，调之络"。按揉或揉拨时，拇指先深透用力按住深层绷紧的肌筋膜反应点，或肌肉走行线路的间隙，或肌腹和肌腱移行处，稳稳加压使之充分产生经气感应即得气感，再进行按揉或拨揉操作。如下肢推拿时股二头肌、腓肠肌和比目鱼肌是重点，浮阳至委阳、承筋至承山、腓肠肌与跟腱移行处是拨揉的重点区域，按之可有效舒筋通络，达到经筋舒展、气血通畅之目的。对下肢肌肉软弱无力明显者，手法宜轻宜缓，避免疼痛加重和诱发抽筋现象。

七、下肢疼痛（坐骨神经卡压综合征）

【实训病案】

患者，男，60岁。

主诉：右臀下方痛2周余，加重伴小腿胀痛1周。

现病史：患者2周前因打高尔夫球时挥杆不慎致右下肢扭伤，出现右臀下方与大腿后侧交界处疼痛，数天后出现右小腿胀痛，夜晚痛甚，每行走600 m左右则疼痛加重，站立休息片刻即可减轻。腰骶部无明显不适。余无特殊。

既往史：腰椎间盘膨出病史20年。

专科检查：腰骶部无明显压痛。坐骨结节与骶骨下部之间的深层可触及条索和压痛，按压有时可引出小腿放射痛。

辅助检查：腰椎MRI示L4～5、L5～S1椎间盘膨出。双下肢动静脉彩超未见明显异常。

【诊疗思路】

1. 诊断思路

（1）鉴别诊断

患者以右臀下方痛及小腿胀痛为主诉，结合病史和体格检查，可考虑椎间盘病变、下肢血管病变或周围神经卡压病变。

首先，考虑是否因外伤诱发腰椎间盘突出从而压迫神经根出现此症状。然患者腰骶部无不适，触诊无压痛，按压腰部时未引发下肢放射性疼痛，且无直腿抬高试验阳性等体征，故暂不考虑为腰椎间盘突出压迫神经根。

其次，考虑到患者出现典型间歇性跛行症状，需排查是否有腰椎管狭窄或下肢血管病变，这两种疾病均会因行走而加重缺血及静脉瘀滞情况从而出现此症状。但双下肢动静脉彩超未见明显异常，可排除下肢血管病变。

再次，患者腰椎 MRI 未见椎管两侧小关节突增生或椎管后方黄韧带增厚等导致椎管狭窄的因素。且患者 2 周前因外伤起病，病程较短，不符合腰椎管狭窄缓发性、持续性的特点，故可排除。

最后，继续触诊发现坐骨结节与骶骨下部之间的深层可触及条索并有压痛，此位置为骶结节韧带体表投影位置，按压此部位还可引出小腿放射痛。结合患者起病原因，高尔夫运动挥杆时，骨盆会随摆手的方向旋转，若发力时姿势不当或用力过度可导致骶结节韧带损伤。故诊断为骶结节韧带损伤导致的坐骨神经卡压综合征。

（2）明确坐骨神经卡压点

坐骨神经为人体最粗、最长的神经，纵贯整个下肢，再加其某些特定的解剖结构，故容易卡压的解剖点也较多。坐骨神经卡压后的典型表现为沿神经分布区域出现放射性灼痛或刺痛，最常疼痛的部位是沿臀部向下经大腿后侧到小腿或足部。若出现上述症状，医者需对患者进行详细问诊，结合规范的体格检查，以准确找到卡压部位，早发现、早诊断、早治疗，避免卡压过久导致神经永久性损害。

（3）常见坐骨神经痛疾患

坐骨神经受到卡压的原因如下。

1）腰椎间盘突出症。①卡压位置：坐骨神经起始部位，L4～5 椎间盘突出压迫 L5 神经根；L5～S1 椎间盘突出压迫 S1 神经根。②卡压原因：腰椎长期劳损、椎间盘退变的基础上感受风寒或外伤，导致腰椎间盘纤维环部分或全部破裂，髓核向后突出刺激或压迫神经根、马尾神经。③卡压症状：腰痛伴下肢放射痛。压迫 L5 神经根，疼痛沿大腿后侧放射到小腿前外侧、足背；压迫 S1 神经根，疼痛放射至小腿后外侧、足跟、足底和足外侧。疼痛与活动有关，腹压增大时疼痛加重。④体征：腰部可有压痛并向下肢放射，受累神经根区域感觉减退、肌力下降、反射减弱或消失，直腿抬高试验及其加强试验均阳性。

2）梨状肌综合征。①卡压位置：坐骨神经从梨状肌下缘出骨盆处。②卡压原因：梨状肌过度收缩或牵拉，出现梨状肌损伤、出血肿胀压迫坐骨神经。部分患者坐骨神经走行变异，穿过梨状肌肌腹者更易诱发。③卡压症状：臀部酸胀疼痛，向大腿后侧及小腿外侧放射，髋关节内旋、外旋可加重疼痛，并出现放射痛。④体征：梨状肌部位可触及条索状肌束或痉挛的肌肉，局部肌肉压痛，并可引发放射痛。梨状肌紧张试验阳性。

3）髋六肌损伤。髋部有 6 块止于股骨大转子的深层肌肉，此 6 块肌肉均可使髋关节外展，除上述的梨状肌，还有闭孔内肌、闭孔外肌、上孖肌、下孖肌及股方肌。坐骨神经走行于梨状肌之下、另外 5 块肌肉之上。①卡压位置：梨状肌与 5 块肌肉之间。②卡压原因：髋关节内旋、外旋时损伤髋六肌，肌肉损伤后发生水肿从而压迫坐骨神经。③卡压症状：同梨状肌综合征。

4）骶结节韧带损伤。骶结节韧带起于髂后上棘与第一尾骨之间的骶尾骨内侧缘，止于坐骨结节后上部及内侧缘。骶结节韧带与梨状肌围成梨状肌下孔，内有坐骨神经及其他神经穿过。①卡压位置：坐骨神经从梨状肌下孔出骨盆处。②卡压原因：骶部有外伤、劳损或持续受寒史。③卡压症状：患者臀部坐骨结节附近疼痛、肿胀，触诊可有包块；不能忍受患侧臀部坐位；在坐骨结节与骶骨下部之间的深层可触及条索和压痛，有时会向下肢放射。

5）腘绳肌损伤。腘绳肌位于大腿后侧，由内侧的半腱肌、深层的半膜肌及外侧的股二头肌组成。①卡压位置：坐骨神经出骨盆后，主要行于大腿后正中线，在此处可被卡压。②卡压原因：久坐或大腿后侧运动拉伤导致腘绳肌紧张、痉挛压迫坐骨神经。③卡压症状：腰臀部无明显疼痛，大腿后侧疼痛，疼痛可沿大腿后侧放射。

2. 治疗思路

（1）病理基础

坐骨神经由 L4～5 及 S1～3 神经根共同会合而成，是全身中最粗大的神经，穿过梨状肌下孔行于股骨与坐骨结节之间，向下分布于大腿后正中线上腘绳肌区域。坐骨神经穿行路径较长，容易卡压的解剖点相应也较多。在腰部多为 L4～5、

L5～S1 椎间盘突出压迫神经根，臀部区域以梨状肌综合征最为常见。除这两者以外，其他卡压部位也需临床医生了解。首先髋部深层的肌肉除梨状肌外还有闭孔内肌、闭孔外肌、上孖肌、下孖肌及股方肌，这 5 块肌肉虽小，但也可压迫坐骨神经产生相应症状；沿坐骨神经向下行走，还有大腿后侧半腱肌、半膜肌和股二头肌共同组成的腘绳肌，它们也容易卡压到坐骨神经。

本例提到的坐骨神经卡压是由于骶结节韧带损伤所致。骶结节韧带起于髂后上棘与第一尾骨之间的骶尾骨内侧缘，止于坐骨结节后上部及内侧缘，是构成骨盆出口后壁肛三角的重要韧带，维持了骨盆结构的稳定。骶结节韧带与梨状肌围成梨状肌下孔，孔内由外侧到内侧依次有坐骨神经、臀下神经、臀下动脉、臀下静脉、阴部内动脉、阴部内静脉、阴部神经穿过。故骶结节韧带损伤除坐骨神经痛外，有时还可引起臀大肌紧张及会阴部不适感。

（2）治疗原则

本病的治疗原则是以痛为腧，精准推拿。精准推拿的前提是明确诊断，正确的诊断（包括受压神经节段、卡压原因以及与卡压相关的症状、体征等）对于神经卡压综合征的治疗尤为重要。坐骨神经卡压如果由腰椎退变、腰椎间盘突出引起，需拨揉腰骶部位；若是由梨状肌紧张引起，则需按揉梨状肌，缓解肌肉的肿胀痉挛；若是因为髋部损伤所致，则拨揉臀肌或骶结节韧带。骶结节韧带位于髋部深层，连接骶骨与坐骨，按揉时须透过臀大肌用力弹拨才可力达病所。此外，拨揉拉伸腘绳肌也十分必要，腘绳肌肌腱附着于坐骨结节，可认为骶结节韧带是腘绳肌的向上延伸部分，是人体后肌肉链的重要组成部分，拨揉加拉伸腘绳肌和膝关节以下所有肌肉，对松解肌肉痉挛、增强肌力非常有效。

（3）手法操作（骶结节韧带损伤）

拨揉臀肌：患者取俯卧位，医者采用一手找点、另一手鱼际加压的按揉法。拇指着于施术部位，鱼际加压，在臀大肌和臀中肌肌腹着力，在稳稳按压的基础上拨揉 2 分钟。

弹拨骶结节韧带：使用鱼际加压法在坐骨结节与骶骨下部之间，透过臀大肌用力弹拨骶结节韧带，同样要在稳稳按压的基础上弹拨 2 分钟。

拨揉股二头肌、腘绳肌：患者取俯卧位，医者重点按揉靠近坐骨结节处股二头肌肌腱部位 2 分钟，并拨揉大腿后侧腘绳肌，点按浮郄、委阳穴 3 分钟。

【本案治疗】

1. 诊断

西医诊断：坐骨神经卡压综合征，骶结节韧带损伤。

中医诊断：痹证（气滞血瘀）。

2. 处置

患者俯卧位，医者立于患者右侧，右手拇指触诊骶结节韧带，另一手鱼际加压拨揉臀肌、弹拨骶结节韧带，之后按揉靠近坐骨结节处的股二头肌肌腱。骶结节韧带位于坐骨结节与骶骨下部之间，弹拨时要透过臀大肌用力，弹拨方向与韧带方向垂直，弹拨时间 2 分钟。要在稳稳按压的基础上进行弹拨。最后嘱患者注意保暖，减少患处活动，观察疗效。

──────────── **实训小结** ────────────

（1）患者出现坐骨神经卡压症状，医者不可在惯性思维引导下认为均由腰椎间盘突出引起，须结合神经走行及解剖位置，系统认识神经卡压位置、原因及卡压表现，从而提高临床诊疗水平。

（2）周围神经卡压会导致神经轴索损伤，并进一步影响神经内循环。故对本病应做到早发现、早诊断、早治疗，避免卡压过久导致神经和肌肉永久性损害，遗留后遗症。

（3）神经功能缺损或症状持续大于 6 周时应行 MRI 和电生理检查。神经周围水肿者可采取注射封闭治疗。对于反复不愈的患者需要最终对受损内部结构进行手术松解。

八、大腿前侧痛（股神经卡压综合征）

【实训病案】

患者，女，39岁。

主诉：左大腿前侧疼痛，运动后加重3个月。

现病史：患者3个月前进行体育锻炼时，疑因左腿在后、右腿在前做劈腿锻炼动作后，出现左大腿前侧疼痛，休息后减轻，运动后加重，每行走约500 m出现疼痛，有时是抽痛。伴腹胀、便秘6年余。

专科检查：局部触诊左股四头肌紧张，压痛广泛；腰部触诊无压痛、放射痛；仰卧位双大腿抗阻力屈髋不对称，左侧肌力较弱；仰卧位触诊按压左腰大肌与髂肌间隙时疼痛且可以引出大腿前侧疼痛。

【诊疗思路】

1. 诊断思路

（1）基本思路

患者就诊时左大腿前侧疼痛，首先需排除上段腰椎间盘（L2～4）突出，该患者无腰椎间盘突出病史，腰部无疼痛症状，触诊无压痛，较易排除。左大腿前侧疼痛，结合触诊左股四头肌紧张，压痛广泛，似乎股四头肌损伤诊断明确。但若仅限于此，不溯本求源，易犯虚虚实实之过。考虑股四头肌由股神经后支支配，而股神经尤易在髂腰肌筋膜间隙受到卡压，故应进一步检查髂腰肌是否异常。体格检查示患者仰卧位左侧大腿抗阻屈髋时疼痛加重，提示左侧屈髋肌（主要为髂腰肌）异常。仰卧位触诊，左侧腰大肌与髂腰肌间隙压痛并引出大腿前侧疼痛，肌筋膜疼痛触发点出现，此时可诊断为股神经卡压综合征。患者锻炼时过度牵拉髂腰肌，导致肌肉损伤、肿胀，引起髂腰肌筋膜间隙压力增加，卡压行走其间的股神经，出现上述表现。髂腰肌乃肝脾胃三经所过，会引起肝失条达，脾胃失和，升降失常，故出现腹胀、便秘。

（2）病理基础

股神经作为腰丛中最大的分支，源自 L2～4 神经前支。于腰大肌与髂肌之间下行，并发出髂肌支及腰大肌支，主干经腹股沟韧带深面穿出，在腹股沟 2～3 cm 后分为前支和后支。其运动支支配大部分髋关节屈肌和所有膝关节伸肌，包括髂腰肌、缝匠肌、股四头肌和部分耻骨肌。其感觉支广泛支配大腿前内侧皮肤，并通过隐神经支配小腿前内侧的皮肤。故股神经运动支受损可见屈髋无力，伸膝不能，膝跳反射减弱或消失，股四头肌无力，日久出现肌肉萎缩。感觉支受损可见大、小腿前内侧感觉消失。

临床上股神经直接受损较为少见，多为行走过程中受到卡压所致。根据解剖的特殊性，股神经与髂腰肌被包裹在同一髂腰筋膜内，共同穿过由腹股沟韧带、髂耻弓与髂骨围成的腔隙内。任何原因引起的髂腰肌筋膜间隙压力增加，都会使行走其间的股神经受到卡压。引起髂腰肌筋膜间隙压力增大的原因较多。急性损伤可见于髂腰肌过度牵拉或强烈收缩，导致肌肉损伤、肿胀；或外伤、骨盆骨折出现髂腰肌血肿；或股疝等局部肿物压迫等因素。慢性损伤可见于腰椎退行性病变，腰椎失稳使附着于腰椎横突前方的腰大肌为了维持腰椎稳定而代偿性紧张收缩，日久负荷过度出现腰大肌慢性痉挛，从而刺激股神经。

筋膜作为骨骼肌的辅助结构，可维持肌肉形状，协调肌肉收缩，两者配合共同完成骨骼肌的运动功能。筋膜同时包裹血管、神经以供给营养与接收、传递信号刺激。若长时间保持不良姿势（如伏案久坐使髂腰肌持续紧张）或运动损伤（如猛力收缩），使筋膜老化或撕裂出现局部疼痛、肿胀、充血，并刺激机体胶原纤维杂乱排列，使筋膜进一步粘连、肥厚，出现肌筋膜高张力、筋膜内压力增高，肌肉僵硬并挤压行走其间的血管、神经，出现局部肌肉缺血缺氧伴神经传导障碍而引起一系列临床表现。

（3）症状特点

股神经卡压综合征多见于体操运动员、舞者、柔道运动员等常使髂腰肌和股四头肌猛力收缩的人群，主要表现为股四头肌无力，膝关节不能伸直和肌萎缩，膝跳反射消失，大、小腿前内侧感觉消失等。临证中要强调体格检查在临床诊断中的重要性，《黄帝内经》云："谨守病机，各司其属，有者求之，无者求之……而致和平。"在患者叙述的症状中，医者须结合规范的体格检查，辨别何为本、何为标，深层次挖掘症结所在，不可掉以轻心。股神经卡压综合征体格检查主要表现为患髋不能伸直,呈外展、外旋位;患侧髂窝部可触及肿块或有饱满感,在腹股沟韧带上方有明显压痛,下腹部也可有压痛及患侧伸膝不能。

2. 治疗思路

(1) 中医认识

神经卡压导致的疼痛属中医痹证的范畴。痹者,闭也,乃不通也。《素问·经脉别论》云:"生病起于过用。"疾病初期由于过度运动或外部伤害使机体筋肉系统失衡,加之风寒湿邪侵袭,导致局部肌紧张,筋脉痹阻不通,出现"不通则痛",表现为局部肿胀,疼痛显著,活动后加重。此时病情较轻,通过推拿散其瘀肿、通其道路使筋脉得缓,则疾病可愈。然瘀结日久,营卫不通,气血无以灌溉,因瘀致虚,筋脉失于濡养则见"不荣则痛",此时疼痛可较前减轻,出现感觉麻木甚或减退、肌肉无力萎缩等一派虚象。此乃《素问·痹论》中"病久入深,荣卫之行涩,经络时疏,故不痛,皮肤不营,故为不仁"所言,推拿有一定温阳祛瘀之效,使局部气血畅通、筋脉得养则疾患得愈。

(2) 治疗原则

本病的治疗原则是谨守病机,以痛为腧。精点力学即在中医基础理论与现代解剖学的基础上,寻找病变位点(神经卡压点,即筋脉痹阻点)并将之作为手法的作用点,通过手法治疗达到舒筋通络、祛瘀补虚的治疗目的。张振宇教授团队根据多年临床经验总结到,髂腰肌过度牵拉或强烈收缩所致肌肉损伤、肿胀甚至血肿等原因引起髂腰肌筋膜间隙压力增加,产生股神经卡压症状,故常在患侧髂窝部触及肿块或触之有饱满感，腹股沟韧带上方有明显压痛，疼痛可向大腿前侧放射。找出疾病的压痛点（筋脉痹阻点）是治疗的关键。故临床上治疗股神经卡压综合征以松解髂腰肌痉挛、降低髂腰肌筋膜间隙压力最为关键。

精点力学舒筋通络推拿法的精髓就在于寻找精准的手法治疗作用点，即力的作用点，将之与力的大小、方向完美结合，满足力学三要素，才能充分发挥力的作用效果。股神经卡压综合征作用部位是从髂前上棘与脐连线的中点处（腰大肌反应点）沿髂腰肌筋膜间隙向下至腹股沟韧带的区域。动作宜柔稳深沉、缓和舒适，不能具冲击性，以患者感觉明显且可忍受为度。由于腰大肌位于腹后壁，故推拿时要稍朝向腹部内下脊柱方向按压，触至腹后壁腰大肌肌腹，顺着肌腹向下松解髂腰肌筋膜间隙，以解除神经卡压。

（3）手法操作

1）三步松解腰大肌。腰大肌反应点为髂前上棘与脐连线中点处。第一步，按压腰大肌反应点：患者仰卧位，髋膝微屈，医者四指伸直，朝腹后壁脊柱方向缓缓压向腰大肌反应点，持续2分钟。第二步，松解筋膜间隙：从腰大肌反应点顺肌腹向下触诊，直至腹股沟韧带上缘，部分患者可摸到条索状结构，按揉此部位的压痛点2分钟，以松解髂腰肌筋膜间隙。第三步，拉伸腰大肌：患者屈髋屈膝，外旋右侧大腿并搭于健侧膝盖部位，暴露股骨小转子，医者一手固定患侧骨盆，另一手按压患侧膝盖以拉伸腰大肌。

2）两步捏拿股四头肌。患者平卧，医者先在大腿前侧股四头肌（重点是前侧股直肌和内侧股内侧肌）使用㨰法

2分钟，继以四指捏拿法捏拿股四头肌1分钟，并点按血海、梁丘、风市、膝阳关穴，以消除大腿前侧疼痛，防止肌肉萎缩。

【本案治疗】

1. 诊断

西医诊断：股神经卡压综合征。

中医诊断：痹证（气滞血瘀）。

2. 处置

患者仰卧屈髋屈膝，腹壁放松。医者立于患者身侧，寻找精准病变点位（即筋脉痹阻点），此处多压痛明显或存在肌紧张带，深层次按压此点时可诱发远处牵涉痛。腰大肌反应点位于髂前上棘与脐连线的中点处，医者单手四指指端以中指为中心缓缓按压10秒后还原，重复10次。并由此点沿腹直肌外缘髂腰肌筋膜间隙向下按揉，直至腹股沟韧带，每处压痛点保持按压30秒。若仰卧位病变位点不明显，患者可屈髋以暴露腰大肌。继在股四头肌部使用滚法2分钟，配合四指捏拿法1分钟缓解股四头肌紧张。治疗后患者症状明显减轻。

—————— 实训小结 ——————

（1）动作要柔稳深沉、缓和舒适，不可具冲击性。

（2）腰大肌位于腹后壁，故推拿时要稍朝向腹部内下脊柱方向按压，触至腹后壁腰大肌肌腹，顺着肌腹向下松解髂腰肌筋膜间隙。

（3）神经卡压主要是神经轴索损伤，其病理改变会影响神经内循环，如持续的缺血可导致纤维化和不可逆损伤，所以要强调早期诊断和早期治疗，避免卡压过久导致神经和肌肉永久性损害，出现神经麻痹，遗留后遗症。

九、肩痛（肩关节周围炎伴关节占位）

【实训病案】

患者，女，65 岁。

主诉：左肩疼痛伴活动受限 4 个月余。

现病史：患者 4 个月前无明显诱因出现左侧肩部疼痛，自觉疼痛呈酸胀感。伴左肩外展、后伸受限，无明显上肢放射痛及麻木，遇冷及劳累后疼痛加重，休息后减轻，自觉夜间痛甚。

专科检查：左侧肩关节周围广泛性压痛，肩关节外展、后伸受限，未见明显肌肉萎缩。

辅助检查：X 线检查示左侧肱骨头内占位病灶（见图 1），考虑内生软骨瘤可能性大，建议进一步检查。

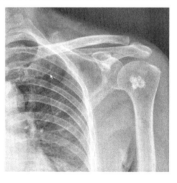

图 1　左侧肱骨头内
　　　　占位病灶

【诊疗思路】

1. 诊断思路

肩关节周围炎（简称"肩周炎"）的诊断要点为肩周疼痛及肩关节各方向的主动以及被动功能性运动障碍。此患者现病史为肩周炎典型症状表现，对于临床医生来说，此例诊断并不困难。那为何未行治疗反而建议患者进一步检查治疗呢？关键在于此患者的 X 线片表现。X 线片显示左侧肱骨头内占位病灶，考虑内生软骨瘤。内生软骨瘤是一种由胚胎性异位组织引起的肿瘤，有一定恶变概率，因而患者虽然有明确的肩周炎表现，却并不属于推拿的绝对适应证。医者如果只诊断为肩周炎后就轻易使用运动关节类手法治疗，可能会对患者造成不可逆的伤害。临床切记诊断决定治疗，如诊断不明，不可轻易做手法治疗，避免医源性损伤。

2. 治疗思路

（1）疗效与安全并重

肩关节由肱骨头与肩胛骨关节盂构成。关节盂小而浅，关节囊薄而松弛，包裹关节囊的韧带少而弱。诸多解剖因素促成了肩关节稳定性差的特殊性。而肩周炎病程一般较长，其关节周围软组织广泛粘连或萎缩，骨及软组织柔韧性明显下降。此时若手法不规范或强力推拿，易导致肱骨骨折、肩关节脱位等严重损伤。故临床上治疗肩周炎应时时小心，积极预防。

（2）肩痛疾患治疗禁忌

肩痛疾患的治疗禁忌包括：①肩关节脱位；②肱骨骨折；③肩关节肿瘤；④重度骨质疏松；⑤中风后遗症；⑥体质极

度虚弱者。此外,应尽量避免臂丛麻醉下肩关节推拿,易损伤神经引起支配区肌肉迟缓性瘫痪。

(3)提高推拿安全性的措施

1)提高医者鉴别诊断能力。准确的诊断是有效、安全治疗的前提和基础。患者肩部疼痛,医者不可贸然施行手法,必须明确诊断后方可着手治疗。肩痛常见疾患如下。

肩周炎:病程长,有自愈倾向。主要表现为肩周疼痛及功能障碍。肩周疼痛早期表现为阵发性酸痛伴沉重感,进行性加重。疼痛昼轻夜重;压痛点较广泛,疼痛可牵涉至前臂或手、颈、背部。各方向的主动及被动活动均受限,尤以外展、上举最为明显,可出现"扛肩"现象。后期局部肌肉废用性萎缩,尤以三角肌明显,此时疼痛减轻或消失。

冈上肌肌腱炎:主要为肩外侧肱骨大结节处疼痛。有"疼痛弧"现象。肩关节在外展 60°~120°范围内疼痛,不到或超过此范围均不痛,被动外展肩关节疼痛不明显。

肱二头肌长头肌腱炎:疼痛位于肩前部肱骨结节间沟处;肩关节内旋试验阳性、肱二头肌抗阻力试验阳性;MRI可见肱二头肌长头腱高信号。

肩峰下滑囊炎:肩外侧深部疼痛,三角肌及肩峰下压痛。肩关节外展、外旋、内收(以梳头为例)时疼痛加剧;MRI可见肩峰下滑囊内团块状液性高信号。

肩关节结核:肩部疼痛较剧烈,有弥漫性肿胀,可有脓肿形成,伴有潮热、盗汗、低热、颧红等。实验室检查示红细胞沉降率加快,结核菌素试验(OT)阳性。X线片可见骨质破坏。患者往往有结核病病史或结核病接触史。

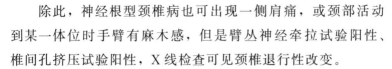

除此，神经根型颈椎病也可出现一侧肩痛，或颈部活动到某一体位时手臂有麻木感，但是臂丛神经牵拉试验阳性、椎间孔挤压试验阳性，X线检查可见颈椎退行性改变。

2）强化辅助诊断。肩周炎患者推拿治疗前应常规拍摄肩关节X线片，防止有肩部肿瘤等骨质病变的患者被误治后出现医源性损伤。有明确外伤史的患者需通过X线片排除肩关节骨折，老年病患、有激素使用史的患者需排除骨质疏松。肩关节结核患者X线片可见骨质破坏等，也应排除在手法适应证之外。X线片反映的主要是肩关节骨质的变化，针对软组织病变，要加强对MRI的判读能力。如肩峰下滑囊炎MRI可见肩峰下滑囊内团块状液性高信号；肱二头肌长头肌腱炎MRI可见肱二头肌长头腱高信号；肩袖损伤可通过MRI判断损伤部位、撕裂大小及脂肪浸润情况。

3）规范医者手法操作。基于肩关节囊薄而松弛的解剖原因，医者推拿肩部时要注意手法熟练，力量循序渐进，不可过于粗暴。尤其是在治疗肩关节活动障碍患者时，医者常需被动活动患侧肩关节，使用扳法或摇法等操作，切记活动幅度应由小到大，注意患者耐受情况，不可猛烈强行操作、过度牵拉，以免造成神经损伤、肩关节骨折或脱位。

4）正确认识肩周炎的规律。典型的肩周炎的发展规律一般是：疼痛→活动障碍→疼痛减轻→功能恢复。自然病程需0.5～1年。推拿治疗不能改变这一规律，但能使病程缩短、症状减轻。因此，认为通过1～2次或数次治疗就能治愈的观点是错误的。一般都需20次左右的推拿治疗才能取效。如欲取得速效而使用重手法强扳硬抬肢体关节，极易引起肩部骨折、脱位或引起臂丛神经损伤。因此，肩周炎的推拿治疗一定要克服急于求成的心理。

（4）肩周炎治疗原则

急性期：对疼痛较甚者，治疗应以活血止痛为主。手法宜轻柔和缓，施术时间可相对长些，治以舒筋通络、散瘀止痛，改善局部血液循环，加速渗出的吸收与排泄，促进病变组织的恢复。

慢性期：以改善肩关节活动为主。根据肩关节功能受限情况，可用较重的手法，如扳、摇、拔伸、抖等，并根据活动障碍的方向，配合相应的被动活动，以松解粘连、滑利关节，促使关节功能恢复。

（5）肩周炎手法操作

1）肩部理筋及扳牵手法。患者取坐位，医者站于患侧，一手握患臂使其略外展，另一手用㨰法施于肩前部、三角肌部、斜方肌部及冈上肌部；点揉肩井、肩髃、秉风、肩贞、曲池、合谷等穴各1分钟；以第2～5近端指间关节沿肩胛周围拨揉肩胛五区之肌筋膜疼痛点，以舒筋通络，松解粘连；继用一手拇指和其余四指相对用力，自上而下沿桡侧或尺侧拿捏病侧上肢肌肉5～10遍，重点拿捏痛点；继而使用抖法，抖动左上肢，并快速揉搓肩臂至腕部，往返3～5遍。嘱患者注意患侧肩部保暖，避免肩部负重及过度劳累，并配合患肩功能锻炼。

肩关节活动受限期可被动活动肩关节。依据患者活动受限之范围选用合适的扳法：内收扳肩法、后伸扳肩法、上举扳肩法或外展扳肩法。重复3～5次，扳动幅度可逐渐加大，以患者能忍受为度。

2）环转摇肩法。医者一手扶肩，一手握患者腕部或托住其肘部，以肩关节为中心进行环转摇动，顺时针和逆时针方向均做数遍，幅度由小到大。

【本案治疗】

1. 诊断

西医诊断：肩周炎，内生软骨瘤。

中医诊断：肩痹（气滞血瘀）。

2. 处置

建议患者去医院骨肿瘤科行进一步诊断和治疗。

———————————— 实训小结 ————————————

（1）推拿手法的功力要透过斜方肌找到深层的肌筋膜病灶，减轻肌筋膜高张力，剥离肌筋膜粘连，消除相关神经、血管受累，以缓解痉挛，增强肌肉的活动能力，促进血液循环，有效缓解肩背疼痛。

（2）肩周炎适合保守治疗。部分患者可自愈，仅遗留轻度功能障碍，但时间长、痛苦大。积极治疗可以缩短病程，加速病愈。

（3）肩周炎多继发于肱二头肌肌腱损伤、肩周滑囊炎、冈上肌肌腱炎等疾病，往往在肩周某一局部软组织损伤的基础之上发病。所以当肩部发生损伤致局部疼痛时，要积极治疗原发病，防止发展为肩周炎，避免增加患者的痛苦和治疗难度。对于50岁左右的患者更应注意。

十、肘臂痛（四边孔综合征）

【实训病案】

患者，男，43 岁。

主诉：左肘部及前臂外侧疼痛 1 个月余。

现病史：患者平素喜好健身锻炼，1 个月前无明显诱因出现左肘部及前臂外侧疼痛，夜间较为明显，受寒凉时症状加重。在日常生活中常感到肩膀沉重、无力，有时伴同侧上臂间歇性的痛麻发作。否认颈肩部外伤史。曾在外院接受局部针灸理疗等，无明显效果。

既往史：神经根型颈椎病病史 10 余年。

专科检查：颈项肩背部广泛轻压痛，放射痛阴性，左侧肩关节被动活动范围正常，肩外展左侧肌力Ⅳ级，两手臂肘外侧无明显压痛，两侧痛感对称。双侧臂丛神经牵拉试验阴性，双侧霍夫曼征阴性，米尔征（Mill 征）阴性。

辅助检查：外院颈椎 MRI 示 C3～4、C4～5、C5～6、C6～7 椎间盘向后方突出，硬膜囊受压，局部椎管纵径变窄，脊髓及脊神经未见异常。

处置与转归：初诊暂按神经根型颈椎病治疗，观察疗效。二诊时问诊，患者经手法治疗后，颈肩部较为舒适，但其主诉的左肘及前臂外侧痛症状未见好转。为明确诊断，合理治疗，又进行了详细查体，触诊按压发现患者两肩胛外缘上方处约肩贞附近区域，左侧有明显压痛反应，并且出现左上臂及肘外侧疼痛感增强现象。仔细问诊，患者平素喜爱健身，用健身房上肢器械锻炼较多。肩关节超声示左侧四边孔区腋神经较对侧增粗，最大横截面积约 20 mm^2（对侧约 12 mm^2）。改变诊疗思路，诊断为四边孔综合征，修改手法治疗方案。

【诊疗思路】

1. 诊断思路

（1）基本思路

肘臂痛首先应考虑颈肩部疾病。患者既往有神经根型颈椎病病史，伴上肢放射性疼痛，与颈椎病神经根卡压症状有重合之处，但患者颈项部疼痛不明显，且体格检查无明显阳性体征，经按摩颈椎病的手法治疗后，主症无改善，故不考虑颈椎病。其次考虑肱骨外上髁炎，但触诊检查患者两手臂肘外侧无明显压痛，两侧痛感对称，Mill 征阴性，故排除此诊断。

二诊时查体左侧小圆肌上段压痛明显且有条索，并且出现左上臂及肘外侧疼痛感增强现象，符合腋神经卡压的表现，诊断为四边孔综合征。小圆肌作为肩袖的重要组成部分，受腋神经后支支配，辅助肱骨外旋、内收；腋神经同样支配三角肌，控制肩关节外展、前屈、后伸，故疼痛在外展、外旋、内收位时更加明显。

四边孔综合征多由腋神经走行至四边孔区域时受到卡压所致。四边孔由内侧的肱三头肌长头、外侧的肱骨外科颈、上界的小圆肌与下界的大圆肌组成，其特殊的解剖位置易卡压走行其间的腋神经。四边孔综合征初期表现不典型，极易与颈椎病、肩周炎、上肢疾患等混淆。

（2）病理基础

四边孔综合征的发生与腋神经在四边孔处走行的局部解剖密切相关。自臂丛后束发出的腋神经斜向后穿过四边孔，沿途发出肌支支配三角肌和小圆肌，皮支支配肩部三角肌表面和臂部上 1/3 外侧面覆盖肱三头肌表面的皮肤。当上肢反复做某种活动或动作，组成四边孔的诸肌均受到牵拉，对穿行其间的腋神经产生压迫和摩擦。久而久之，四边孔周围组织形成肥大、瘢痕、粘连，使四边孔的孔径变小。患者最先出现肩背肌肉僵硬酸胀、上臂麻木无力等不适，后期发展为肩关节外展及上举不能，小圆肌萎缩明显，三角肌外侧感觉减退或消失等。

（3）症状特点

临床中四边孔综合征的诊断要点是肩外侧及上臂呈间歇性疼痛或麻木，部分患者可达前臂和手部，患侧肩感到沉重、无力；肩外展无力；按压四边孔处和（或）小圆肌在肩胛骨外缘的附着处有明显的压痛和硬性条索；肩关节前屈、外展、外旋时肩部酸痛；肩外展肌力下降致肩外展受限，但肩关节被动活动范围正常；将肩关节置外旋位 1 分钟有可能诱发疼痛；病程较久者，肩部三角肌、小圆肌、冈上肌可能会萎缩。

2. 治疗思路

（1）中医认识

正常情况下，人在进行各种动作的过程中，当肌肉收缩牵拉时，筋膜可提供张力，给予肌肉良好的支撑。病理情况下，会出现肌筋膜高张力、肌筋膜粘连、相关血管神经受累。筋膜张力高则筋膜内压力大，表现为筋膜肥厚、僵硬，继而筋膜间粘连，表现为筋结、条索，功能受限，接着对分布于其表面或穿过其间的神经和血管产生挤压和牵拉，出现筋脉痹阻点，表现为神经传导阻滞和营养障碍，局部缺血和回流受阻，肌肉伸缩无力，产生疼痛、感觉异常。病程短者，因"瘀"致痛，久则"瘀""虚"同在，肌肉萎缩、粘连和活动障碍，迁延不愈。

（2）治疗原则

1）精点力学，以痛为腧。张振宇教授根据多年临床经验发现，小圆肌在肩胛骨外缘上 2/3 附着处，以及与大圆肌、肱二头肌肌筋膜粘连的部位是腋神经卡压的常见位置，故常在触诊时发现患者在小圆肌近肩贞处出现硬结或压痛明显并向患侧上臂外侧放射的症状。找出疾病的压痛点（筋脉痹阻点）是治疗的关键，本病的筋脉痹阻点——手太阳小肠经脉之天宗和肩贞穴区为手法治疗的关键部位。

2）远近相配，整体观念。肩周的病变不仅局限在肩关节局部，在沿着循行过肩的整条经筋或者多条经筋的循行交叉线路上都有可能找到筋脉痹阻点。阳陵泉，足少阳胆经之合穴，八会穴之筋会穴，给予该穴合理的推拿干预，可舒筋强筋，提高治疗效果。故阳陵泉可主治筋脉病症，如颈肩肌肉软组织病变、肩关节病变等。

3）动静结合，牵伸锻炼。在被动舒筋通络手法的基础上，强化牵伸锻炼以柔筋助动，增强关节活动范围。通过患者的主动参与，增强组成四边孔诸肌的伸缩性和协调性，消除肌筋膜粘连，扩大四边孔，并使通过其间的神经在肌间隙内小幅度滑动，消除卡压和减轻疼痛，对病程较久或三角肌、小圆肌萎缩的患者更为适宜。

（3）手法操作

采用中国中医科学院望京医院特色诊疗团队的"六步舒筋法"推拿治疗，具体如下。

1）按揉冈下窝。主要按揉冈下肌。嘱患者端坐位，患肢前臂内收、内旋搭于健肩，以充分暴露冈下肌。医者先用拇指于肩胛冈下方拨揉天宗1分钟，再沿着肩胛骨背面内缘、冈下缘至肱骨大结节路线拨揉冈下肌附着部，往返数次。然后空拳叩击冈下窝至局部有热感。最后顺时针点揉肩贞、臑俞、肩髎各1分钟，进一步疏通手太阳小肠经和手少阳三焦经之经气。按揉过程中还可以配合患肢外展和旋转活动。

2）拨揉四边孔。主要松解四边孔诸肌，尤其以变性发硬的小圆肌最为关键，这是精准推拿取效的关键。体位同上，先定位肩胛骨背面外侧缘，尤其是上半部分。沿肩胛骨外缘上2/3处找到小圆肌，一手拇指指腹沿着肩胛骨外上缘找到随运动拉伸的小圆肌，自小圆肌肌腹下缘沿肌肉垂直方向拨揉5分钟。

3）按动肩关节。接着用拇指点按找出四边孔最痛处（一般在小圆肌上），用拇指进行持续按压5秒，同时嘱患者肩外展且肘屈曲90°用力外旋肩关节，并配合深呼吸运动，外旋用力时深吸气，呼气时缓缓放松，操作3～5次。

4）搓揉加牵抖。患者端坐位，上臂自然外展下垂。医者两掌心相对，自上而下快速搓揉患肩及上臂2～3次；再令患肢肩外展且肘屈曲90°，医者双手握腕斜向外上方快速牵抖患肩2～3次。

5）缪治阳陵泉。沿顺时针方向按揉健侧阳陵泉，边按揉边嘱患者屈肘环转摇动患肩或多轴位任意活动。此为缪治法，可治疗肩臂痛和功能障碍。

6）牵伸助运动。①内收扳牵法：嘱患者患侧屈肘，置于胸前，手掌搭于健肩部，医者站在患者身后，一手扶患者大椎穴部以固定颈肩，一手托住患侧肘部向健侧缓慢扳动牵拉，使肩关节在极度前屈内收位停留5～10秒，缓缓放松，反复3次。②外旋扩胸法：患者背部挺直，两上臂抬起90°，同时屈肘90°，掌心相对，头颈双臂姿势呈"W"形。医者双手握住患者前臂近肘部，缓缓用力使患者肩关节外旋同时扩胸至最大限度，先停留5秒（等长收缩状态），然后医者助力患者以"5、4、3、2、1"读秒的速度缓慢下降上肢至身体两侧，重复3～5次（等张收缩状态）。上述动作可配合呼吸辅助，等长收缩时缓慢吸气，等张收缩时缓慢呼气。

【本案治疗】

1. 初诊

（1）诊断

西医诊断：神经根型颈椎病。

中医诊断：痹证（寒凝经脉）。

（2）治疗

治则：舒筋活络，温通祛寒。

推拿手法：颈肩臂理筋手法。患者取坐位，医者以拇、示、中、环四指指端为着力点，自上而下分别松解颈部的枕下肌、头夹肌、肩胛提肌、斜角肌的肌腹，肩背部的大菱形肌、冈下肌，并拨揉在肩胛骨内缘处条索及硬结 10 分钟，点揉风池、肩井、颈根、天宗、肩外俞各 1 分钟，手法以患者觉酸痛且有舒适感为度。先将拇指轻柔按揉法施于肘外侧伸肌群辅助前臂旋转屈伸，接着将之施于肘内侧伸肌群辅助前臂旋转屈伸。嘱患者注意患侧保暖，减少上举及用力运动，观察疗效。预约肩关节彩超。

2. 二诊

（1）病情变化

2021 年 2 月 26 日，一次手法治疗后，颈肩部较为舒适，但其主诉的左肘及前臂外侧痛症状未见好转。为明确诊断，合理治疗，又进行了详细查体，触诊按压发现患者左侧肩胛外缘上方处肩贞附近区域有明显压痛反应，并且出现左上臂及肘外侧疼痛感增强现象。仔细问诊，患者平素喜爱健身，用健身房上肢器械锻炼较多。肩关节超声示左侧四边孔区腋神经较对侧增粗，最大横截面积约 20 mm^2（对侧约 12 mm^2）。

（2）诊断

西医诊断：四边孔综合征（腋神经卡压综合征）。

中医诊断：痹证（寒凝经脉）。

（3）治疗

推拿方法：六步舒筋法。嘱患者日常在自身抗阻情况下，进行上肢外旋扩胸训练，每次 10 分钟，一天 2～3 次。

3. 三诊

2021 年 3 月 1 日，通过六步舒筋法推拿治疗后，患者左肘及肩臂痛麻感明显减轻，肩部沉重无力感改善，但患侧肌力尤以做外展、外旋动作时稍差。效不更法，继续施以六步舒筋法推拿治疗，加强对冈下窝、四边孔处诸肌的按揉与松解，隔日 1 次，1 周 3 次，治疗 1 个月后患者诸症完全消失，左上肢肌力Ⅴ级，达到临床痊愈。

按语：四边孔综合征初期表现不典型，极易与颈椎病、肩周炎、上肢疾患等混淆。临床就诊时仅靠问诊和简单触诊检查，加之临证极易被影像学检查所误导，无法做到迅速而精准的诊断与治疗。本案患者初诊时，虽主诉为左肘及前臂外侧痛，似符合肱骨外上髁炎，但依据患肘外侧无压痛且 Mill 征阴性，可首先排除。其治疗按颈神经根压迫导致神经支配区域的痛麻和无力，对颈项肩臂的经筋进行理筋调理，起到解痉止痛、松解肌筋膜高张力和粘连的作用，同时也对肘外侧肌群进行了按揉。但在治疗过程中医者仍有思考：若此病就是由颈神经根压迫导致，则体格检查应有相关的阳性体征，但患者并没有，故须进行肩关节彩超检查，明确诊断。二诊进一步询问知其治疗后肘部症状无变化，遂进行详细触诊检查，发现患者在左肩后侧近小圆肌处压痛明显并且随按压出现上臂痛感增强。仔细询问病史，患者发病前半个月曾于健身房多次进行长时间的上肢保持前屈和外展位的抗阻力训练，自诉每次运动结束后没有进行很好的拉伸来缓解肌肉疲劳。结合超声检查了解患侧腋神经增粗，终拨开迷雾，明确诊断为四边孔综合征。故采用六步舒筋法加强对腋神经卡压处的冈下肌、小圆肌理筋松解。三诊后效不更法，继续通过手法治疗，舒筋通络，缓解痉挛，剥离粘连，增大了四边孔孔径，实现精准治疗，疗效倍增。

实训小结

（1）四边孔综合征初期表现不典型，触诊检查时需注意与其他肩臂痛类疾病相鉴别：C5 神经根卡压的压痛点主要在颈根部；肩周炎表现为肩部各方向主动与被动活动均明显受限，疼痛剧烈且压痛广泛；冈上肌肌腱炎的压痛主要在肩峰下，且肩部存在 $60°\sim120°$ 的疼痛弧等。临床医生应详细询问病史，仔细进行体格检查，并且诊疗肩背痛时要注意检查腋神经。

（2）诊疗的关键有三：一是找出患者最明显的症状；二是弄清功能受限的特点；三是注意原发性压痛点即肌筋膜疼痛触发点或神经卡压点（中医称为筋脉痹阻点）的位置。

（3）急性损伤者，手法宜轻柔缓和，适当限制肩部活动。慢性损伤，手法宜深沉透达，同时配合肩部适当功能锻炼。无论是急性损伤还是慢性损伤，在使用弹拨手法时，刺激都要缓和，不宜过分剧烈，以免加重损伤。注意局部保暖，可配合局部温和湿热敷。

十一、足底痛及感觉异常（胫神经卡压综合征）

【实训病案】

患者，男，34岁。

主诉：左足底痛、紧绷感3个月余。

现病史：患者3个月前无明显诱因出现左足底疼痛、紧绷感、发凉等症，偶足背胀痛，长时间行走后足底紧绷感和疼痛加重。偶发腰骶不适感。

专科检查：左足底跟骨前内侧1 cm 亨利结节处压痛明显，足底内侧肌筋膜紧张僵硬，发凉，且有压痛。

辅助检查：腰椎 MRI 示 L5～S1 关节椎间盘突出；左踝X线片未见明显异常。

【诊疗思路】

1. 诊断思路

（1）基本思路

患者腰骶部不适伴足底疼痛，易使人想到 L5～S1 突出压迫 S1 神经，且患者腰椎磁共振成像的表现符合此症状。然而张振宇教授治疗此案时以推捋足底为主，缓解腰痛为辅，不禁使人产生疑问。概此治疗思路源于两点表现。其一，疼痛性质不同，患者足底为局部紧绷疼痛感，而非腰突卡压坐骨神经出现的下肢放射性疼痛，且患者足底疼痛偏内侧，与 S1 神经分布区域不符；其二，患者出现与腰突症状不符的特殊表现，即足底内侧亨利结节处疼痛显著，足底内侧神经和趾长屈肌腱通过屈肌支持带被卡压于亨利结节。亨利结节为姆长屈肌腱与胫骨后肌腱交叉的地方。若反复做抬脚运动导致趾长屈肌腱不断摩擦损伤、肿胀，则会卡压与其共同行走的足底内侧神经。足底内侧神经由胫神经发出，支配足底内侧感觉。

（2）病理基础

胫神经作为坐骨神经的直接延续，经腘窝中央垂直下降，在小腿部贴于胫骨后肌后面，走行于胫骨后肌与趾长屈肌的肌腹之间，穿过屈肌支持带，进入踝管。出踝管后发出足底内侧神经和足底外侧神经以支配足底诸肌。足底内侧神经支配内侧 3 个半足趾的感觉，足底外侧神经支配外侧 1 个半足趾的感觉，跟骨内侧神经负责支配足跟部的感觉。

胫神经极易在踝管处受到卡压源于踝管的特殊解剖。踝管位于内踝后下方，沿后上向前下走行。前壁为胫骨远端，后壁为跟骨及距骨，上方有屈肌支持带覆盖，由此形成了一个纤维骨性通道。内有胫骨后肌腱、趾长屈肌腱、姆长屈肌腱、胫神经及胫后动脉穿行而过。神经、血管、肌腱均行于此管道内，故任何引起踝管容积减小、管道狭窄的因素均可导致胫神经卡压，出现一系列神经卡压症状。最常见的为运动不当导致肌腱损伤，主要为小腿后侧深间室肌群的肌腱受损，包括胫骨后肌腱、趾长屈肌腱及姆长屈肌腱。三条肌肉均受胫神经支配，为足部重要的内翻跖屈肌，主要负责足内翻和屈趾动作。胫骨后肌腱损伤多为足部旋前位运动时受伤所致，常见于足部负重大的高龄肥胖女性；趾长屈肌腱及姆长屈肌腱损伤多见于踝关节过度跖屈外翻，如芭蕾舞演员及跑步运动员做反复的抬脚运动，肌腱过度摩擦损伤、充血水肿，卡压胫神经并影响其血供，产生神经功能障碍。除此，某些先天性因素也可导致踝管容积减小，如跟骨外翻畸形、扁平足。扁平足人群足弓塌陷，足底部肌腱被过度牵拉。胫骨后肌腱对内侧足弓的稳定性起重要作用，劳损日久易导致炎症因子堆积，出现疼痛。踝管内部腱鞘囊肿、脂肪瘤、静脉曲张亦可引起胫神经卡压。

（3）症状特点

胫神经在踝管内受到卡压后可表现为踝管综合征。早期表现为足底、足跟部间歇性疼痛、紧绷或麻木感，疼痛有时可向小腿内侧放射，但一般不会超过膝关节，有时足弓紧张抽痛，久站或行走后加重，脱鞋后可缓解。中期疼痛逐渐加重，可出现胫神经足部支配区的感觉减退或消失。晚期可出现足趾皮肤发亮、汗毛脱落、少汗等自主神经功能紊乱表现。体格检查时可在内踝后方触及条索或结节；Tinel 征（叩击试验）常为阳性，叩击内踝后下方时，可出现胫神经支配区域的放电样麻痛感，足外翻、外旋时可诱发或加重疼痛。除了足底部疼痛、麻木等感觉障碍表现以外，还可出现胫神经支配的小腿后侧肌肉无力，表现为足过度背屈或外翻，出现"钩状足"。

除踝管综合征外，胫神经卡压点还可见于腘肌与比目鱼肌腱弓之间。腘肌起于股骨外上髁的外侧面，斜向内下走行，止于胫骨后上方，受胫神经支配，可屈曲及内旋小腿，维持膝关节稳定。胫神经走行于腘肌之上、比目鱼肌腱弓之下，若腘肌紧张则可卡压胫神经，出现腘窝痛。

2. 治疗思路

（1）腰足何为本

患者同时出现腰痛和足部疼痛，医者需仔细辨析两处疼痛是否为同一疾病所致。

若为同一问题所致，多为腰部问题影响足部，而足部疾患一般不累及腰。当腰椎间盘突出压迫 S1 神经根时，会造成臀后侧、大腿后侧、小腿后侧、足跟部及足底或足外侧疼痛，如果想进一步验证，可以在下腰部按压看是否出现从腰部到下肢的放射性疼痛，并且有直腿抬高试验阳性、直腿抬高加强试验阳性。

若不为同一问题所致，则是两种单独的疼痛。腰部疼痛还可见于腰肌劳损、第三腰椎横突综合征、腰椎小关节紊乱等。本节主要论述足底部疼痛。支配足底的神经和血管为胫神经和胫后动脉，两者与胫骨后肌腱、趾长屈肌腱及𧿹长屈肌腱共同走行于踝管内。胫神经在足底又分为足底内侧神经与足底外侧神经，分别支配足内、外侧的感觉。胫神经被卡压时可出现足底部疼痛不适，胫后动脉被卡压，足底供血不足会导致足底发凉。踝管综合征即指胫神经在通过位于内踝后下方的踝管至足底的行程中被卡压所引起的一系列临床症状和体征，故此病于内踝后侧踝管部疼痛明显，可触及条索或结节，并沿胫神经走行出现足底支配区放射性疼痛及感觉障碍。

此外，足底不适还可见于足底筋膜炎，故需要鉴别。足底筋膜炎是由于长期超负荷受力，导致足底筋膜反复牵拉撕裂出现疼痛和炎症反应。主要表现为足跟刺痛，晨起时疼痛明显，活动后略减轻，锻炼后疼痛又加重。日久足部受力不均，可代偿性出现足跟骨刺。

（2）治疗原则

基于临床上常引起踝管狭窄，出现内踝及足底部疼痛的主要原因为胫骨后肌腱、趾长屈肌腱及蹬长屈肌腱的损伤，故治疗也多从此三条肌腱入手。三条肌腱能触摸的区域位于胫骨体与跟腱边缘之间，其余部分无法触摸。足少阴肾经"循内踝之后，别入跟中，以上腨内"，足太阴脾经"起于大趾之端，循趾内侧白肉际，过核骨后，上内踝前廉，上腨内，循胫骨后，交出厥阴之前"。依经脉之循行，胫神经在踝管处的卡压可多从脾经、肾经论治。若胫神经于腘窝处被卡压出现腘窝部不适也可参考足太阳膀胱经论治。

（3）手法操作

1）局部触诊。在胫骨体与跟腱边缘之间可触及以下3块内翻跖屈肌的肌腱。胫骨后肌腱：当患者足内翻、跖屈时，胫骨后肌腱最为突出。趾长屈肌腱：在内踝部紧贴胫骨后肌腱，触诊时，嘱患者屈趾并施加抗阻力，在内踝上方的位置可触摸到其运动。蹬长屈肌腱：在内踝区沿胫骨后方走行于距骨后方内、外侧结节间的凹槽中，小腿后侧深层肌群内，一般在内踝区无法触及，但可在止点处蹬趾末节趾骨底和亨利结节处触诊到。

2）逐点按压。稳稳按压内踝后方 2 分钟，紧贴胫骨后肌腱处；若亨利结节及姆趾两个籽骨之间疼痛，则按揉该阳性反应点，并逐点推捋足底内侧数次。

3）点按穴位疏通经络。沿胫神经走行位置，可选取委中、承筋、承山、三阴交、太溪诸穴并点按 2 分钟。

4）外翻背伸跖屈归正。医者一手拇指按压内踝后缘，余四指置于外踝以固定，另一手握住足趾部，将患肢极度外翻、背伸，随即迅速跖屈归正，常可听到轻微的"咔哒"声，固定一周后推捋腹股沟至内踝。

5）拔伸摇晃踝关节。还转摇踝，拉伸小腿后部肌群。

【本案治疗】

1. 诊断

西医诊断：踝管综合征（胫神经卡压综合征）。

中医诊断：痹证（气滞血瘀）。

2. 处置

重点按压足踝疼痛部位以疏通经络，从小腿腓肠肌至足底内侧施按揉、拿法，上下反复操作 5 分钟；弹拨足底筋膜，重点拨揉亨利结节处，推捋足底内侧缘姆长屈肌腱；轻摇踝关节，屈伸踝关节，反复数十次；最后自足底内侧方向施擦法，以透热为度，以达到舒筋活络、活血止痛的作用。辅以按揉腰骶部，缓解腰骶不适感。

─────────── 实训小结 ───────────

（1）内踝部推拿前不可忽视对胫后动脉的触诊检查，胫后动脉是腘动脉较大的分支，是足部最主要的血供来源。若胫后动脉搏动减弱可能提示动脉闭塞。

（2）患者应重视体育锻炼前的热身，防止肌肉突然猛烈收缩，损伤肌腱。

（3）患者应注意休息，减少活动，严重者应停止运动以免加重局部炎症反应。充分的休息能避免踝管综合征情况恶化，并促进恢复。平卧时适当抬高患肢，促进静脉回流，以减轻肿胀。

（4）胫骨内侧应力综合征、胫骨后肌腱损伤、跗长屈肌腱损伤和踝管综合征，均可参考本手法进行治疗。

十二、颈痛与感觉异常（交感神经型颈椎病）

【实训病案】

患者，女，43岁。

主诉：反复发作面部紧绷、麻木伴颈项疼痛4个月。

现病史：患者4个月前疑似因工作压力过大，过于劳累后出现左侧面部麻木紧绷感，反复发作，逐渐加重。患者常有颈枕肩背部酸胀疼痛，以颈枕部及上段颈椎两侧横突附近疼痛明显，痛甚时可伴发头皮发紧。面部麻木紧绷感常随颈肩痛的加重而诱发或加重。有时面部温度改变，或发凉或发热，以发凉多见，面部发凉时有紧张麻木感，面部发热时有潮红现象。1个月前因加班伏案时间过长致面部麻木加重，左右交替发作，左侧为著。患者曾在多家三甲医院针灸科、脊柱科、康复科诊治，查头颅CT未见异常。颈部X线正位片、侧位片示颈椎序列正常，C1～4段生理曲度消失，相应椎体缘骨质增生，椎间隙狭窄，椎间孔变形，椎后小关节清晰，前纵韧带部分骨化；开口位片显示双侧寰齿关节间隙未见明显狭窄。颈椎CT示C3～7椎间盘未见明确膨出及突出改变，椎体缘未见明确骨质增生改变，骨性椎管未见狭窄；双侧黄韧带无明显增厚，周围软组织未见异常。4个月来患者接受按颈椎病进行的针刺、艾灸、拔罐、理疗，口服洛索洛芬钠、盐酸乙哌立松和颈舒颗粒治疗，稍见改善，但病情易反复，发病期间工作压力大。

刻下症：面部麻木紧绷感，左右交替发作，左侧为著，颈项僵硬不适，面部症状的发作与颈项部疼痛及情绪波动关系密切，伴情绪紧张，焦虑心烦，眠差易醒，眼干眼胀，头晕，等等。

既往史：有颈椎病病史 4 年，因工作原因需经常在外出差，加之经常加班工作，颈项两侧及肩背部常酸胀疼痛，僵硬不适。否认高血压、心脏病、糖尿病、甲状腺疾病等慢性病史。

专科检查：头颈姿势正常，面部对称，眼裂对称，鼻唇沟形态正常，口角无歪斜，鼓腮不漏气，面部麻木发作时面部肌肉无抽搐；触诊面部无压痛，皮温正常，上段颈椎两侧肌紧张，左侧横突旁饱满感，压之酸胀，同时可引发左侧面部及眼周胀闷感。颈椎活动度：前屈 40°，后伸 40°，左侧屈35°，右侧屈 40°，左旋 60°，右旋 70°，在颈椎右侧旋转最大限度位置时，左侧横突旁组织有明显牵扯不适感。椎间孔挤压试验阴性，右臂丛神经牵拉试验阴性，左臂丛神经牵拉时上段横突旁有紧张牵拉感。面部感觉两侧对称，两上肢肌力正常，肱二头肌、肱三头肌腱反射正常，病理征阴性。舌脉：舌质暗，苔白稍厚，脉弦滑。

辅助检查：颈部 X 线片详见现病史。经颅多普勒超声（TCD）检查示双侧大脑中动脉低流速；双侧颈内动脉、颈外动脉起始部低流速；左侧大脑后动脉、双侧椎动脉、基底动脉低流速。

【诊疗思路】

1. 诊断思路

（1）基本思路

在推拿临床中以头晕头疼、失眠、高血压、视力下降及眼周不适、面部感觉异常、胸闷气短为主症的患者越来越多，而其在内科心血管系统及其他系统的临床检查中并未发现有相关异常指标，口服或外用各种药物效果不佳，不能确切诊断为某种疾病。又或者因为症状复杂，与内科症状相似而常被误诊为内科疾患，进行相应治疗往往疗效不理想。上述情况诊断不明确，治疗便无从下手。西医考虑面部感觉异常的主要原因多为神经病变或病毒感染，而中医认为经络气血对头面部灌注不足为发病主因。结合该患者病史与查体所得，发现该患者面部感觉之异常，如发紧发麻、张嘴受限、伸舌时舌根发麻等症状，与颈项疼痛存在因果关系，故诊断为交感神经型颈椎病引起的面部感觉异常。

（2）病理基础

该病属于交感神经型颈椎病的一个类型。主要病机是上段颈椎紊乱刺激颈上交感神经节使其发出的节后纤维——颈外动脉神经兴奋。颈外动脉神经从颈上交感神经节发出后，与颈外动脉并行形成颈外动脉神经丛，支配面部的汗腺和血管。颈外动脉神经兴奋时，面部血管收缩，情绪紧张，面色发白，无汗发凉，麻木紧绷。交感神经抑制时面部血管舒张，情绪稍缓，面色潮红，多汗发热。本案之病属颈外动脉神经兴奋所致，由于面部血管、汗腺收缩，患者主诉面部麻木紧绷。

（3）症状特点

交感神经型颈椎病多见于 40 岁以上患者，常有颈部外伤史或慢性劳损史。主诉交感神经紊乱症状间歇性出现，如视物模糊、眼窝胀痛、眼干眼涩、飞蚊、复视、眼睑下垂，头晕、头沉，耳鸣，心慌，肢体发凉、多汗或少汗，面部皮肤发紧或潮红，睡眠障碍等现象反复发作。主诉症状常随颈肩痛加重而诱发或加重。体格检查可见颈肌紧张有压痛，颈椎横突有 2～4 个出现不同程度的病理性偏歪，按之有较明显的酸、麻、胀、痛等不适感，以上颈段多见。影像学检查：X线正位片可见钩椎关节变尖，棘突偏歪，上段较常见；侧位片可见生理曲度变直或反弓，椎间隙变窄，以上、中段变直较多见，常有 C3～4 颈椎略反张，C2～3 可有双边或双突征；功能位片可见轻度椎体失稳；开口位片中齿状突不居中，寰齿间隙左右不等宽。排除相关系统和器质性病变。

2. 治疗思路

（1）中医认识

颈项痛及感觉异常多为颈段脊柱及周围软组织的慢性反复发作性疾患，其发生是内因和外因共同作用的结果。其发生当具备两个条件：一是颈椎间盘为主的退行性改变；二是退变增生组织对颈部肌肉、韧带、肌腱、脊髓、神经根、血管、交感神经等软组织的压迫和刺激。第 2 种情况更容易引发症状，这就是有时临床影像学检查和症状不相符的原因所在。准确的诊断是进行合理规范推拿治疗并提高疗效和安全性的前提和基础，临证诊疗过程中，需从患者主诉入手，仔细询问病史，细致地进行临床检查，"有者求之，无者求之"，进行鉴别诊断。

临床诊疗应强化临床思维。对颈项痛及感觉异常，尤其主诉仅为感觉异常的患者就诊时，不要先入为主，要深入全面采集病史，认真进行临床检查，分析病情。问诊时应重点询问发病特点，治疗过程中症状、发作频率的变化。查体时应重视压痛点和其他阳性体征的检查，最终得出准确的诊断，制订符合现阶段患者病情的诊疗方案，疗效与安全并重，避免误诊、误治或耽误病情。

（2）治疗原则

推拿手法中的揉法、拿法具有舒筋活血、开通闭塞、解除患肢肌肉紧张痉挛的作用，配以整复手法，可有效解除颈部软组织痉挛，纠正小关节紊乱和颈椎失衡状态，改善血管、神经受压状态和血液循环，加速新陈代谢和病理产物的排泄，缓解交感神经受压迫症状，去除致病之因。"颈七线肩胛五区十二穴"推拿法以中医皮部经筋理论为基础，结合现代人体解剖学认识，精准巧妙地细分了颈部经筋手法操作的分区，简化了皮部经筋手法的操作，规范了推拿操作中位置的选择，相比传统手法更易为初学者所学习和掌握，临床应用的准确性及安全性也相应提高。在推拿治疗过程中，恰当地选择原发性痛点是推拿手法施治的关键。经筋推拿往往要求医者凭借经验，通过手法在体表触摸判别筋结、病变软组织或解剖位置形态变化的特殊筋穴，以手法松解相应的筋结。早在《黄帝内经》中就有"以痛为腧"的理论，腧穴也是疾病在体表的反应点。"以痛为腧"是取有压痛反应的部位作为治疗的穴位。不论是什么疾病都会在人体皮部经筋一定的点、面或线路上反映出一定的变化。这些反应点在急性损伤性疾病诊治中较容易找到，而大多数慢性损伤性疾病及内外妇儿等各科杂病，其体表的反应点有的在病变所属经络循行路线上，有的则没有一定的规律，尤其是某些复杂的疾病，其反应点更是难以寻找。张振宇教授根据多年治疗颈背部疾患的经验，认为"颈七线肩胛五区十二穴"基本涵盖颈源性疾病的常见反应点。通过在这些分区或分部的推拿治疗，可以有效地避免推拿操作时的盲目性和随机性，对于规范颈肩背部推拿手法的技术操作具有十分重要且积极的指导意义。

（3）手法操作

采用"颈七线肩胛五区十二穴"推拿法，在手法施术的过程中强调精准推拿，为提升手法的有效性，须按君臣佐使的原则有侧重地施术。

针对上颈段交感神经节受压的情况，需重点按揉颈旁第二线、颈旁第三线，以此为"君"。颈旁第二线手法中力的方向是沿斜方肌和胸锁乳突肌间隙朝向斜对侧，自上而下拨揉枕下肌、头夹肌、肩胛提肌、斜角肌等的肌腹；颈旁第三线手法中力的方向是沿胸锁乳突肌的后缘朝向对侧偏前，主要按揉头夹肌、肩胛提肌、斜角肌的附着点。需要注意的是，当拨揉或按揉颈旁第三线颈椎横突后缘时力度要柔和，避免对神经的不当刺激。

肩胛五区的手法操作为"臣"。肩胛五区是围绕肩胛骨分布的五个手法治疗区。其中，肩胛第一区位于肩胛冈上，是肩井、曲垣与巨骨围成的三角区域；肩胛第二区位于肩胛内上角，由肩中俞、肩井、曲垣、魄户四穴的连线围成；肩胛第三区位于肩胛内上缘，即大椎、陶道、附分、魄户四穴之间的区域；肩胛第四区位于肩胛内下缘，即魄户、膏肓、神堂、譩譆、膈关连线与肩胛内缘的条状区域；肩胛第五区位于肩胛外下区，即天宗、臑俞、肩贞围成的区域。从解剖学角度分析，肩胛第一区主要有冈上肌走行，肩胛第二区有肩胛提肌走行，肩胛第三区有小菱形肌、上后锯肌和肩胛背神经走行，而前三者的浅层均有斜方肌覆盖；肩胛第四区主要是菱形肌近肩胛内侧缘与冈下肌结合部条形区域，表层覆盖有下斜方肌，深层有肩胛下肌和前锯肌的起点；肩胛第五区包括冈下肌、小圆肌。在手法的选择上，主要应用拨揉法、按压法、滚法、叩击法。拨揉法要领：一是以拇指或肘尖分别拨揉肩胛五区的肌肉及深筋膜，二是以第 2～5 指近端指间关节沿肩胛周围拨揉肩胛五区之肌筋膜疼痛点。手法产生的功力要深入透达肌筋膜深层之粘连紧张处，重点是条索和硬结等，以按之极为酸胀而舒适为佳。肩胛第四区的大菱形肌、冈下肌、前锯肌、肩胛下肌在肩胛骨内缘处有筋膜连接，其深筋膜可在不同的肌肉组织间起到相互连接作用。因此，在肩胛内缘肩胛第四区找到痛性条索，向肩胛下缝隙方向拨揉或叩击显得极为重要。手法能舒筋通络，行气活血，缓解痉挛，增强肌肉的活动能力，促进血液循环，有效地缓解肩背疼痛。

特定腧穴之颈部"十二穴"即双侧风池、肩井、颈根、天宗、肩外俞、天髎的手法操作为"佐使"。从解剖学角度分析，风池属于足少阳胆经，在项后枕骨下，与风府相平，胸锁乳突肌与斜方肌上端之间的凹陷处；肩井亦为足少阳胆经穴，有斜方肌、肩胛提肌，浅层布有锁骨上神经及颈浅动、静脉的分支或属支，深层有颈横动、静脉或属支和肩胛背神经分支；颈根为经外奇穴，在大椎旁开 1 寸，颈肩移行处当斜方肌前缘；天宗在肩胛骨的正中，冈下窝中央凹陷处，与第 4 胸椎相平；肩外俞属手太阳小肠经，在第 1 胸椎棘突下旁开 3 寸，肩胛骨内侧角边缘，表层为斜方肌，深层为肩胛提肌和菱形肌，有颈横动、静脉，布有第 1 胸神经后支内侧皮支、肩胛背神经和皮神经；天髎为手少阳三焦经穴，位于肩井与曲垣的中间，肩胛骨上角处，表层有斜方肌、冈上肌，深层为肩胛上神经肌支。手法操作以点按或点揉为主。

【本案治疗】

1. 诊断

西医诊断：交感神经型颈椎病。

中医诊断：痹证（痰湿阻络）。

2. 处置

对患者行"颈七线肩胛五区十二穴"推拿法治疗，3 次后患者即觉面部发麻症状明显改善。效不更法，治疗 2 周后患者症状缓解明显。

按语：患者有颈椎病病史 4 年，因工作原因经常出差，加之经常加班工作，颈项两侧及肩背部常酸胀疼痛，僵硬不适。同时伴见面部发麻，畏寒怕风，面部发凉发紧感，偶见双上肢麻木，左侧拇、示指为著，无头晕、恶心。张嘴受限，伸舌时舌根发麻，眼干，纳差，眠可，患者呈轻度焦虑状态。患者因颈椎长期劳损致正常生理结构改变，C2～4 横突压迫或牵拉颈上交感神经节，再加上损伤引起的炎症刺激，使其发出的节后纤维颈内动脉神经兴奋性增高，导致所支配的颈外动脉痉挛，组织缺血及血管内压力增高，引起面部麻木、舌部肿痛等。由于患者病根主要在于颈椎，所以该患者在神经内科、心内科进行的相关检查未能发现明显异常指标。推拿科专科查体发现，患者左侧 C1～4 横突按压后出现面部串麻感，此处正对着颈上交感神经节，左中斜角肌按压后引起左侧肩胛区胀满，翼状肩胛。臂丛神经牵拉试验阴性。于外院神经内科查肌电图示面神经无异常。颈椎 X 线片示生理曲度变直。CT 示 C3～7 椎间盘膨出。疼痛科查肌骨超声示臂丛无大问题。最后综合确诊为由颈椎病变引起的面部感觉异常。

治疗过程中深问病史，患者提到其情绪不佳时症状会进一步加重。情绪不佳时交感神经会在一定程度上受到抑制，久则出现霍纳征（眼裂缩小，眼皮抬不起，只想闭眼），交感神经所支配动脉也会受影响。颈上交感神经节发出节后分支支配颈外动脉，当颈外动脉过窄时可能会出现面部紧绷麻木、舌部肿痛等。此外，该患者之前诉有时串麻感甚至可放射到胸前区胸骨柄位置。该患者 C1～4 横突按压后出现面部串麻感，且为明显翼状肩胛，可知其胸长神经受卡压。斜角肌的止点在第一、二肋骨处，它受损时解剖位置会上提，附着的筋膜牵拉引起胸肋关节附近（就是患者说的位置）偶尔放射痛。

—————————— 实训小结 ——————————

（1）发病初期，有面部感觉异常等相关症状的患者常常会先去神经内科或五官科就诊，在经神经内科检查后，仍未能明确诊断为神经系统性疾病引起的面部感觉异常症状的情况下，该病容易让人误以为是"疑难杂症"，使患者不能得到及时有效的医治。客观上讲，本病初期症状较为隐匿，在诊断上具有一定难度，所以要详查病史与仔细查体，弄清楚面部感觉异常等症状的出现与其伴随症状如颈部疼痛不适等症状是否存在因果联系。

（2）具体手法操作中，强调精准推拿，"颈七线肩胛五区十二穴"推拿法是治疗颈源性疾病的大法，为了提升手法的高效性，施术过程中当有所侧重，对于本病应重点在颈旁第二线、颈旁第三线靠近或重合于颈上交感神经节的部位施术，以及有明显阳性反应点的"肩胛五区"施术。

（3）注意排查手法的禁忌证：已确诊其他疾病能够引起眼部症状者；合并有严重心、脑血管疾病者；严重的神经症、精神病、痴呆、妊娠或体弱不能经受手法治疗者。

十三、腰痛（退行性腰椎滑脱）

【实训病案】

患者，女，62岁。

主诉：腰部及双下肢酸痛反复发作5年。

现病史：患者自诉5年前因劳累后出现腰部及双下肢后侧酸痛，起初间歇性发作，后酸痛逐渐可同时向骶尾部、臀部或大腿后方蔓延，久坐、行走时诱发，休息后缓解不明显，口服止痛药尚有一定疗效。近期服用止痛药物效果减退，一坐下即感腰部酸胀加重，不能久坐，同时行走几百米亦感酸胀症状明显加重（痛感轻，发胀发酸明显），但无跛行症状，针灸及中药疗效不明显，采取封闭治疗效果也不佳，遂来我科就诊。

既往史：平素身体健康，中度肥胖，否认高血压、糖尿病、冠心病等基础病史，否认手术外伤史。

专科检查：双侧下肢伸膝、屈膝、足背伸及跖屈活动正常，双侧直腿抬高试验及加强试验阴性，肌张力正常，腱反射减退，病理征未引出，感觉检查无异常。腰椎外形无明显侧弯，L4棘突轻度凹陷，L4～5棘突叩击痛，棘突间压痛感弱、酸胀感明显，疼痛偶沿坐骨神经放射。

辅助检查：腰椎 CT 检查示 L4 滑脱，Ⅱ度滑脱，双侧多裂肌脂肪化明显。

【诊疗思路】

1. 诊断思路

（1）基本思路

患者为老年女性，劳累后发病，主诉以腰部及双下肢酸痛为主，休息后缓解不佳，无间歇性跛行症状（排除椎管狭窄），无下肢放射性麻痛，双侧直腿抬高试验及加强试验阴性（腰突症存疑?），神经压迫症状不明显，L4～5 棘突叩击痛，棘突间压痛感弱、酸胀感明显，疼痛偶沿大腿后侧放射，L4 棘突轻度凹陷。该患者症状上的一个突出特点，即一坐下就感觉腰部酸胀得厉害，腰痛症状轻、酸胀感重，这提示患者核心肌群力量薄弱。参照《退行性腰椎滑脱症：NASS 循证医学指南》，结合本例患者的病史、症状、体征及影像学检查，诊断为Ⅱ度退行性腰椎滑脱。本病的诊断并不困难，难点在于与相关疾病鉴别，以及抓住患者的症状特点，进行有针对性的治疗。

（2）病理基础

生物学家 Panjabi 提出脊柱稳定系统由三个子系统组成：脊柱系统（被动系统）、脊柱肌肉系统（主动系统）、神经控制系统。这三个子系统相互联系、相互作用、相互依赖，共同维持脊柱的稳定。而其中脊柱肌肉系统作为一个主动系统是尤为重要的环节。仅凭脊柱稳定却没有肌肉附着是无法承受人体重量负荷的。如果肌肉和神经控制系统不能进行充分的代偿，骨骼间隙的完整性丧失将导致脊柱缺乏稳定性。主动系统核心肌功能的障碍会引起神经、肌肉的综合功能障碍，迫使脊柱本身给予反常代偿，这被认为是影响稳定的首要原因。而核心肌群功能的过分亢进，如椎旁肌肉止痛性收缩和增强的肌肉张力，也可导致脊柱系统的不稳定。

腰椎滑脱的原因包括先天性腰椎滑脱、外伤和劳损。根据有无峡部裂分为峡部裂性腰椎滑脱和退行性腰椎滑脱，前者多因先天性发育异常，后者多与外伤、劳损、椎体退变、骨质疏松、肥胖等因素相关，最关键的在于腰部椎旁核心肌肉，椎旁肌与退行性腰椎滑脱密切相关。椎旁肌属于腰部区域核心肌群，由浅入深分别是竖脊肌、腰方肌与多裂肌等，它对脊柱的稳定性起到主导作用，慢性腰痛患者的失用性或保护性体位所导致的椎旁肌萎缩和肌纤维特征的改变，以及调节脊柱运动和维持稳定的核心肌群肌力降低并对运动控制的减弱是退行性腰椎滑脱的主要原因。多裂肌是距离脊柱最近的肌肉，是跨越横突的棘突间短肌，是核心肌群中最重要的稳定肌。有研究者通过试验证明腰骶段多裂肌的收缩力下降，与腰椎稳定性下降相关，从而导致腰痛；长期卧床休息或慢性腰痛将造成多裂肌萎缩和脂肪化，这也说明腰痛时间、功能障碍程度均与多裂肌萎缩呈正相关。

（3）症状特点

腰椎滑脱的临床表现无特异性，呈复杂多样化，亦没有特异性主诉。但有研究者认为主要表现为腰痛和坐骨神经痛，难以与其他原因引起的腰痛相鉴别。疼痛特点为动力性痛，通常表现为双侧急性发作的剧烈疼痛，制动后可缓解或消失，但易复发，在腰椎屈伸时可出现交锁现象。引起腰椎不稳的因素主要有三个方面：肌肉功能障碍、运动控制异常和力量损失。腰椎滑脱一般表现如下。

腰痛，主诉特点多元化。患者常主诉腰骶不适、骶尾疼痛、腰背酸痛、腰部僵硬、腰酸无力、腰髋疼痛、髋臀疼痛、腰腹疼痛、腹股沟痛等。或伴有下肢牵扯痛，长时间单一姿势如久坐或久站症状加重；或伴有腰椎屈伸活动时出现弹响或交锁或错位感等现象；或坐下时立刻产生腰痛，起立后缓解，站久后又加重；或双侧急性发作动力性腰背痛（行走、站立位逐渐加重）。患者常说每隔一段时间就发作一次，每次按摩治疗都有效。难以和其他腰痛疾患鉴别，如腰椎间盘突出症、腰肌劳损、下肢血管病变、骨关节炎等。

腰部区域不稳定，症状不典型，兼症也很多。比较常见的兼症主要是消化系统表现与精神症状。消化系统表现，主要是胃肠蠕动的变化，如腹胀，排便不规律。我们可以评价治疗前后患者腹胀、排便不规律的变化。精神症状，主要是情绪的变化。主要指慢性腰痛会极大地削弱患者积极应对疾病的信念、从事日常活动的信心等积极情绪，以及伴有烦躁、焦虑、恐惧、失望等消极情绪。我们可以评价治疗前后患者积极或消极情绪的变化。

触诊检查常发现腰臀大腿肌肉厚度下降，软弱无力，部分人的相关肌群过于紧张僵硬，导致功能障碍。有关腰椎间盘突出的特殊检查，如直腿抬高试验、腱反射等均阴性。

影像学改变：X线正位片示棘突序列明显异常；侧位片示腰椎生理曲度变化，椎体前缘有牵张性骨刺形成或椎间隙明显狭窄；功能位片示腰椎过屈和过伸，椎体滑移大于 3 mm，上下相邻节段的角位移大于 11°。CT 或 MRI 检查发现有腰椎间盘突出、椎间盘非对称型塌陷、椎间关节结构退变等。

2. 治疗思路

（1）治疗目的

从骨骼肌肉功能解剖学角度看，有效的肌力可以为包括躯干在内的中轴骨提供主要的稳定性。尽管韧带和其他结缔组织可以提供次级稳定性，但是只有肌肉可以调整其肌力的强度和作用时间。中轴骨骼系统的作用部分取决于肌肉附着点的相对稳定程度。因此，推拿对本病的治疗意义在于恢复以多裂肌为核心的椎旁肌群的丰满度和肌力，以加强对脊柱腰椎段的支撑与保护，从而提升腰椎的稳定性，防止腰椎滑脱进一步加重。因此，对核心肌群的手法干预是退行性腰椎滑脱治疗的关键，亦为治本之道。

（2）治疗原则

从核心入手，治取阳经，以痛为腧，位精效佳。对于本病的治疗，张振宇教授提倡用精点力学推拿手法，即寻找精确的手法作用点，使用符合力学特性的手法以达到舒筋通络的作用，消除筋结点，改善肌筋膜张力，消除疼痛和改善功能。腰部活动的功能正常依赖腰骶部与腹部肌肉的稳定性，腰部核心肌群（主要是多裂肌）的有效肌力为脊柱稳定提供有力支撑。核心肌群指位于腹部前后环绕着身躯、负责保护脊椎稳定的重要肌肉群，主要包括多裂肌、腹横肌、腰大肌、腰方肌等。这些大块肌肉的收缩能力非常重要，可以调节和平衡腹压，保护重要器官、血管及神经，维持正常生理功能。非特异性下腰痛的发生与肌肉劳损密切相关，当劳损超过一定代偿程度后，其代谢障碍、炎症、水肿形成恶性循环，"不通则痛"；时间过长的气血不畅又会导致组织缺血、缺氧产生疼痛，"不荣则痛"。因此，可以认为，肌肉系统在非特异性下腰痛的发生中起着重要作用，可能通过影响脊柱稳定性、微循环、神经中枢等引起或加重非特异性下腰痛。张振宇教授认为竖脊肌、腰方肌及深层的多裂肌，腰骶连接下肢的臀大肌等核心肌群与非特异性下腰痛密切相关，所以可选择这些肌肉作为精准作用区。腰部的核心肌群与督脉、夹脊线和足太阳膀胱经高度相关，通过推拿手法调理督脉与足太阳膀胱经，并通过寻找腰部肌筋膜及脉络上的阳性反应点，施以精准推拿，可调畅全身气机与一身之阳气，使逆乱的气血顺畅。

（3）手法操作

核心肌四步推拿手法。

第一步，按揉法。患者取俯卧位，医者在腰椎两侧的骶棘肌用掌揉法、滚法交替施术，再在腰骶部做重点治疗，手法宜深沉缓和，时间约5分钟，以舒筋通络，缓解肌紧张。

第二步，弹拨法。医者用拇指按揉、弹拨双侧志室、腰眼、肾俞、大肠俞、腰阳关等穴，以酸胀为度，时间约5分钟，以舒筋活血，通络止痛。

第三步，分如下3种手法。①仰卧冲压法：适用于L4椎体前滑脱者。患者取仰卧位，双手叠压在上腹部，在腰骶部垫一枕头，下肢屈髋屈膝，吸气后屏住呼吸，医者胸部压于患者双膝，向腹部方向冲压数次再放松，间歇性重复冲压5

遍，以理筋整复，纠正 L4 椎体前滑脱。②仰卧卷腰法：适用于 L5 椎体前滑脱者。患者取仰卧位，双手抱头，双下肢屈髋屈膝贴近腹部。医者左手及前臂压于患者双膝上，右手托住患者腰骶部抬臀，压膝与抬臀同步，行卷腰法操作数次再放松，间歇性卷腰操作 5 遍，以理筋整复，纠正 L5 椎体前滑脱。③腰椎后伸扳法：适用于腰椎后滑脱者。患者取俯卧位，医者以一手托起患者双下肢并靠近身体，另一手按压后滑脱的椎体，一压一抬做腰椎后伸扳法数次，做间歇性后伸扳法 5 遍，以理筋整复，纠正腰椎后滑脱。

第四步，点按法（核心手法）。深按夹脊，舒筋柔筋。继上势，用一手肘尖点按腰椎棘突两侧（夹脊穴），斜向脊柱呈 45°角，力量由轻到重，要求透达多裂肌，刺激多裂肌收缩做功以保持其对脊柱稳定的功能。

（4）自主锻炼

下肢固定的躯干锻炼：主要是仰卧半起坐锻炼，此动作主要锻炼腹部肌肉。动作是两手置头后或腹部两侧做仰卧半起坐锻炼。做此动作时只要使背部离开床面即可，背部离床太高会导致腰椎承重加大，对腹肌的锻炼作用反而不大。

躯干静态下的下肢锻炼：主要是仰卧直腿抬高和蹬车法，此动作主要活动腰髋部关节及伸展相关肌肉和神经，分为主动锻炼和被动锻炼。①主动锻炼：仰卧位，躯干不动，下肢交替或同时屈伸、直抬等，以锻炼腰大肌、股四头肌，有利于股四头肌（即大腿前方肌肉群）萎缩患者的恢复。将大腿、小腿都完全伸直，下肢抬高至足跟离开床面约 25 cm 处，保持这个姿势 5 秒，然后慢慢放下，如此为一组标准动作。每次锻炼至少要做这样的动作 20~50 组，每天最少做 4 次这样的练习动作。每天锻炼的总数是不低于 200 个动作。②被动锻炼：直腿抬高时，脊柱承受较大的压力，术后患者可以在别人帮助下被动锻炼。

【本案治疗】

1. 诊断

西医诊断：退行性腰椎滑脱。

中医诊断：腰痹（筋骨失养）。

2. 处置

患者腰痛症状轻，发胀发酸的症状明显，提示患者腰部力量支撑不足；此外，该患者双侧多裂肌脂肪化明显，年老体衰、中度肥胖，可知其核心肌群力量较薄弱。行核心肌四步推拿手法治疗（隔日 1 次）1 个周期后，患者腰部酸胀感减轻，能缓慢静坐半小时，行走不过百米即感腰酸劳累，支撑无力。

第 2 个周期治疗结束后腰部酸胀感减轻，可持续行走1000 m。患者自诉腰背不再发凉。治疗 3 个周期后，腰部活动逐渐恢复，偶有酸胀感，其余症状消失。嘱患者平素避免久坐久站，避寒湿，适当用毛巾热敷，特别注意加强腰部核心肌群的功能锻炼，3 个月后随访无复发。

按语：腰椎滑脱患者通常异常体征较少，单纯峡部崩裂而无滑脱者可无任何异常表现。体检时仅在棘突、棘间或棘突旁略有压痛。腰部活动可无限制或略受限。尾部及臀部其他检查多无异常体征。伴有腰椎滑脱者可出现腰向前凸、臀向后凸、腹部下垂及腰部变短的特殊外观，此时病椎的棘突后突，而其上方的棘突移向前方，两者不在一个平面上。局部可有凹陷感，骶骨后突增加。腰骶棘突间压痛，背伸肌多呈紧张状态。腰部活动均有不同程度受限，下肢运动、感觉功能及腱反射多无异常。本病的诊断并不困难，关键在于治疗要从核心肌群入手。

―――――― **实训小结** ――――――

（1）对于腰椎滑脱症，首先要对滑脱程度进行评估，明确是前滑脱还是后滑脱。推拿对腰椎Ⅰ度滑脱、Ⅱ度滑脱者临床疗效较好，对Ⅲ度滑脱者要慎重，Ⅳ度滑脱、Ⅴ度滑脱为绝对禁忌证。

（2）仰卧冲压法、仰卧卷腰法、腰椎后伸扳法操作存在一定的风险，操作时定位要明确，手法使用要恰当，不可使用蛮力，更不能用暴力，遵循"稳、准、巧、快"原则，循序渐进。

（3）对腰椎前滑脱者，女性不宜穿高跟鞋，建议取仰卧位，在臀部用枕头垫高矫正滑脱；对腰椎后滑脱者，女性宜穿高跟鞋，建议取仰卧位，在腰部用枕头垫高矫正后滑脱。

（4）治疗期间，应避免或减少腰部过度后伸和旋转活动，疼痛明显时应卧硬板床休息，注意腰部保暖，避免过度疲劳。

（5）功能锻炼，腰椎前滑脱者取仰卧位屈髋屈膝，尽量收腹，双手抱膝如球状，使头部尽量贴近膝部，做前后翻滚锻炼，有利于纠正滑脱。

十四、颈痛及眼周胀痛（交感神经型颈椎病）

【实训病案】

患者，女，29岁。

主诉：眩晕、眼痛伴右眼突胀感1个月余。

现病史：患者自述半年前因劳累后出现颈项酸痛僵硬不适，近1个月来因长时间加班颈项酸痛症状加重，同时出现眩晕、眼痛伴右眼突胀感，容易视物酸胀乏累，其他无异常，但严重影响工作。自我怀疑是"高眼压症"，曾于某三甲医院眼科行光学、视力、眼压、眼底病变等筛查，结果显示均无明显异常，诊断为"轻度干眼症"，对症滴眼药水治疗效果不佳。后于针灸科就诊，诊断为"眼肌痉挛"行针灸治疗，疗效一般，因患者同时伴颈部酸胀明显不适遂来我科就诊。

刻下症：双眼干涩胀痛，右眼突胀感明显，颈项肩背酸胀不适以右侧为著，偶见眩晕，心烦失眠、食纳欠佳，无腹痛腹泻。

既往史：颈椎病病史3年，患者工作压力较大，加之长时间加班伏案工作，常常发作颈项两侧及肩背部酸胀、僵硬不适。否认高血压、心脏病、糖尿病、甲状腺疾病等慢性病史。

专科检查：右侧枕下三角处有压痛，C3～4横突后方压痛明显；旋颈试验阴性。

辅助检查：因患者处于备孕期间，不宜接受 X 线、CT 等检查。

【诊疗思路】

1. 诊断思路

（1）基本思路

在推拿临床中以头晕、头痛、失眠、高血压、视力下降及眼周不适、面部感觉异常、胸闷气短为主症的患者越来越多，而其在内科心血管系统及其他系统的临床检查并未发现有相关异常指标，口服或外用各种药物效果不佳，不能确切诊断为某种疾病。又或者因为症状复杂，与内科症状相似而常被误诊为内科疾患，进行相应治疗往往疗效不理想。上述症状诊断不明确，治疗便无从下手。西医考虑眼周胀痛的主要原因为用眼过度，而中医认为经络气血对眼睛灌注不足为发病主因。参照 2008 年《中华外科杂志》刊载的《第三届全国颈椎病专题座谈会纪要》中拟定的诊断标准（眼部伴有眼胀、干涩或多泪、视力变化、视物不清、一过性黑矇、视力降低、眼前闪光、眼部及周围疼痛等症状；颈部僵硬、不适，伴有不同程度头颈部旋转受限；X 线片示颈椎生理曲度消失、变直、反弓或钩锥关节紊乱等变化），结合该患者病史与查体所见（患者眼周胀痛与颈部不适存在因果关系），故诊断为交感神经型颈椎病引起的眼周胀痛。

（2）病理基础

长时间对着电脑工作及娱乐致使眼部不适的发病率逐年

增高，且发病年龄呈年轻化趋势。大多数患者选择去眼科就诊，而有些患者经详细眼科检查排除器质性疾病，但眼部不适症状仍持续存在，不能得到有效治疗。通过前期研究我们发现，此类患者中有一部分是由于颈性疾患所致颈交感神经受刺激（或受压）所引起的一系列眼部症状，而眼科专业检查又无明显的器质性病变，这类综合病症称为颈源性眼病，在临床推拿中较为常见。常见原因如下。

颈部肌群病变：经研究表明，维持颈部固定姿势超过 45 分钟，颈部肌群乳酸代谢开始障碍，久之颈部肌肉开始出现炎症、痉挛及反应性代偿，卡压颈段脊神经和椎旁交感神经链，造成颈部酸痛，部分传导至头部引起偏头痛、眼痛、眼胀等。

颈内动脉及椎动脉狭窄：颈内动脉及椎动脉受压后，进一步诱发视神经中央动脉痉挛，视神经得不到充足的血液供应，可致视觉传导发生障碍而视力异常；当睫状神经节交感根神经纤维兴奋性增高，瞳孔开大肌收缩，则对光调节失灵，焦点不能落在视网膜上而视力异常及眼痛；当脉络丛附着的交感神经兴奋性增高，诱发脉络丛前动脉痉挛而供血不足，造成视束及视杆细胞、视锥细胞功能下降致视力异常，严重者仅有光感或失明。

上位颈椎错位：当上位颈椎发生位移时，也可造成横突孔中椎动脉发生扭曲、受压或牵拉，血管内径减小，椎基底动脉供血不足，引起视觉传导路及视皮质中枢缺氧而导致中枢性视力异常及眼痛。所以，颈源性眼病发生与颈部椎体位置异常以及周围神经、血管的受压损伤改变均有一定的相关性。

（3）症状特点

主要症状：眼痛及视物模糊，多呈间歇性。症状的发作可能与颈部体位有关，表现为眼部胀痛或酸痛，视力下降，眼干眼涩，不愿睁眼，怕光流泪，眼前或有云雾、闪光点、飞蚊、复视等现象，严重者仅有光感或失明。

伴随症状：头晕、头痛、失眠、多梦、食欲欠佳或血压偏高、心慌胸闷等。

颈部症状：颈部酸胀疼痛不适、活动障碍等。

体征：颈部功能活动受限，以后伸明显。颈肌紧张，颈椎棘突或横突有 2～4 个出现不同程度的病理性偏歪，按之有较明显的酸、麻、胀、痛或不适感，以上颈段多见。胸椎棘突亦可有 2～3 个出现不同程度的病理性偏歪，压之酸痛，以 T2～5 多见。

影像学检查：颈椎 X 线检查，正位片可见棘突偏歪，上段较常见，钩突增生，以 C3、C4 多见，且相应的钩椎关节呈现左右不对称；侧位片可见生理弯曲改变，椎间隙变窄，以上、中段变直较多见，常有 C3、C4 颈椎略反张，C2、C3 可有双边或双突征；功能位片可见轻度椎体失稳；斜位片可见椎间孔变形缩小，椎间孔前壁见钩突增生或轻微前后移位；开口位片可见齿状突不居中，寰齿间隙左右不等宽，寰椎侧块左右长短不一，寰枢间沟左右宽窄不一。有研究表明，给相关患者治疗前进行眼部血管经颅多普勒超声（TCD）、颈部血管彩色超声多普勒血流成像（CDFI）检查，均存在不同程度椎动脉及颈内动脉狭窄。也有相关研究表明，颈内动脉狭窄与眼动脉、脉络丛低灌注量呈较高的相关性。检测眼动脉收缩期峰值血流速度（peak systolic velocity，PSV）和阻力指数（resistance index，RI）、视网膜中央动脉 PSV 及 RI，发现其与患侧颈动脉内中膜厚度（intima-media thickness，IMT）的相关性较高。

眼科检查：无器质性病变，部分患者眼压稍高。

2. 治疗思路

（1）中医认识

中医认为，本病的发生、发展与肝肾的功能失调关系密切。肝肾同源，肾藏精，肝藏血，精血充盈，上奉目窍，则眼能视万物、察秋毫。肝肾亏虚，精血不足，目失所养，气机瘀滞，致目不能视。肝主疏泄，调畅气机，舒调情志，若情志内伤，痰湿瘀阻，郁而化火，风火上攻，阴虚阳亢，气血失和，经脉不利，玄府闭塞而为病。或肝病乘脾，脾失健运，气机不畅使眼内水液排泄困难，神水郁积而酿成本病。总体而言，五脏六腑精气上注于目，依赖经络经筋的气血供应，疏通经络经筋气血是治本之道。

（2）治疗原则

根据颈源性眼病的临床表现及中医"诸风掉眩，皆属于肝"的理论，本病临床多从肝论治。推拿手法中的揉法、拿法具有舒筋活血、开通闭塞、解除患肢肌肉紧张痉挛的作用，配以整复手法，可有效解除颈部软组织痉挛，纠正小关节紊乱和颈椎失衡状态，改善血管、神经受压状态和血液循环，加速新陈代谢和病理产物的排泄，缓解交感神经受压迫症状，去除致病之因。肝胆相表里，点按足少阳胆经头部诸穴及太阳、百会等治疗眼部疾病要穴，可达到条达肝木、驱邪扶正之效。故推拿手法配合点穴手法可以从根本上缓解由颈部疾患引起的相关眼病。张振宇教授根据多年治疗颈背部疾患的经验，认为"颈七线肩胛五区十二穴"基本涵盖颈源性疾病的常见反应点。通过在这些分区或分部的推拿治疗，可以有效地避免推拿操作时的盲目性和随机性，对于规范颈肩背部推拿手法的技术操作具有十分重要且积极的指导意义。

（3）手法操作

颈椎病基础手法：采用"颈七线肩胛五区十二穴"推拿法（参见"不寐（颈源性失眠）"部分）。

上颈段推拿手法：主要分为以下四步。

第一步，捏揉翳明到天牖。位置为翳明到天牖线路，即C1～3横突后结节及与棘突之间肿胀、肥厚、条索样组织及压痛点等。方法是用拇指单侧交替或拇、示指两侧同时捏揉3分钟，以有酸胀舒适感为佳，直至病变组织复平、患部压痛感减轻或消失为止，放松颈部肌肉，为下一步旋转手法做准备。作用为舒筋通络，缓解肌肉与血管痉挛，改善血液循环，明目醒神。

第二步，端坐四指归提法。位置为颈段脊柱。以双手拇指、示指分别置于同侧风池、太阳着力，向内归拢并上提。持续6～10秒，反复3～5次。作用除拉宽椎间隙和扩大椎间孔外，还包括舒筋通络、祛风解表、止痛明目。

第三步，按揉枕骨下缘。位置为颈后枕骨下缘寰枕间隙压痛点，包括耳后高骨、寰椎横突、翳风、风池、完骨等。方法是用拇指按揉枕后部枕骨下缘，重点揉酸痛点、完骨处、乳突下方，以有温热感为宜。作用为疏通经络，缓解肌肉和血管痉挛，改善局部血液供应，有效缓解枕后部痛。

第四步，旋颈提扳。位置为C1～4颈椎关节移位处。以右旋为例，方法是用右前臂置于患者颌下，左手托住枕部，将头颈屈曲15°，在此位置向上牵引，使病变间隙充分张开；保持牵引力，使患者的头部转向右侧，旋转至极限角度，达到有固定感；使患者身体稍向右后倾斜，同时迅速准确地做同向用力旋提，操作成功可以听到一声或多声弹响。作用为纠正C1～4错位，缓解对颈上神经节的刺激。

【本案治疗】

1. 诊断

西医诊断：交感神经型颈椎病。

中医诊断：痹证（气虚血瘀）。

2. 处置

对患者行"颈七线肩胛五区十二穴"推拿手法加上颈段推拿手法治疗，1次后患者即觉眼前明亮，眼周酸胀疼痛感减轻。效不更法，治疗2周后患者症状明显缓解。后建议复查颈部血管超声，结果示右侧椎动脉颅外段内径0.39 cm，$V_{max}=62.0$ cm/s，左侧椎动脉颅外段内径0.26 cm，$V_{max}=49.0$ cm/s。检查证实手法调节患者颈部血管功能有效，患者眼周胀痛的症状改善。

按语：该患者有颈椎病病史3年，工作压力较大，加之长时间加班伏案工作，常常发作颈项两侧及肩背部酸胀、僵硬不适，近1个月来因长时间加班导致颈项酸痛症状加重，同时出现眩晕、眼痛伴右眼突胀感，容易视物酸胀乏累，其他无异常，但严重影响工作。颈部常年劳损或受寒或长期低头等原因，均易造成颈椎内外平衡失调，颈椎的正常位置发生改变，达到一定程度和时间后，位移的颈椎尤其是C2～4横突压迫或牵拉颈上交感神经节，再加上损伤引起炎症刺激，使其发出的节后纤维颈内动脉神经兴奋性增高，导致所支配的颈内动脉痉挛，眼部组织缺血及血管内压力增高，引起眼痛及视力异常。由于病根主要在于颈椎，所以该患者在眼科进行的眼底病变检查未能发现明显异常指标。在推拿科的专科查体下发现，该患者C3～4横突后方压痛明显，此处正对着颈上交感神经节，须排查其是否有压迫与病变。考虑患者伴见眩晕症状，故还要排查椎动脉脑部供血情况。

实训小结

（1）发病初期，有眼周胀痛或视力下降等相关症状的患者首先会去眼科就诊，在经眼科检查后，仍未能明确诊断为眼部器质性疾病引起的眼部症状的情况下，该病容易让人误以为是"疑难杂症"，使患者不能得到及时有效的医治。客观上讲，本病初期症状较为隐匿，在诊断上具有一定难度，所以要详查病史与仔细查体，弄清楚眼周胀痛等症状的出现与伴随症状如颈部疼痛不适等是否存在因果联系，由此有助于确诊。

（2）具体手法操作中，强调精准推拿，"颈七线肩胛五区十二穴"推拿法是治疗颈源性疾病的大法，为了提升手法的高效性，施术过程中当有所侧重，对于本病，应重点在颈旁第二线、颈旁第三线及有明显阳性反应点的"肩胛五区"施术。

（3）注意排查手法的禁忌证：已确诊其他疾病能够引起眼部症状者；合并有严重心、脑血管疾病者；严重的神经官能症、精神病、痴呆、妊娠或体弱不能经受手法治疗者。

十五、咳喘（慢性阻塞性肺疾病）

【实训病案】

患者，男，63岁。

主诉：咳嗽咳痰、喘息伴大汗出1个月余，加重2天。

现病史：患者有慢性阻塞性肺疾病、哮喘病史，每遇气候转凉、劳累易发作，冬季发作尤甚。2月初，因受寒频繁咳嗽咳痰，伴胸闷喘息，在医院接受抗感染、扩张支气管等治疗，但病情仍然反复发作。

刻下症：咳嗽痰多，痰白质稀多泡沫，鼻塞流涕，胸闷气憋，动则气喘加重；神疲乏力，纳差便软，腹胀；舌质暗红，苔厚腻，脉虚弦滑。

既往史：高血压病史10年余，平时服用硝苯地平缓释片降压，血压控制稳定。2型糖尿病病史5年余，平素口服阿卡波糖片（拜糖苹）降糖。慢性阻塞性肺疾病、哮喘病史4年余。

专科检查：胸廓前后径增大，肋间隙增宽，呼吸变浅，频率增快，触诊时双侧语颤减弱。听诊双肺呼吸音减弱，呼气延长。

【诊疗思路】

1. 诊断思路

（1）基本思路

肺部炎症主要症状是发热、咳嗽、乏力、呼吸困难。本病主要病机是疫毒侵袭，湿热壅肺。本病治疗原则是宣发肺气，清热化痰，通利水道，可从肺、脾、肾三脏入手，宣肺气、清痰热、利水道。从解剖基础看，推拿手法可干预通气肌肉功能，扩大胸腔体积，改善通气之潮气量。

参照《慢性阻塞性肺疾病急性加重诊治中国专家共识（2023 年修订版）》，慢性阻塞性肺疾病（chronic obstructive pulmonary disease，COPD）的特征是劳累性呼吸困难、喘息和咳痰，通常会导致肺功能、运动耐量和生活质量下降。研究表明，即使在住院期间给予最佳药物治疗，出院患者也需要相当长的时间才能恢复到身体功能和健康状况的基线水平。慢性阻塞性肺疾病发作一次病情便会加重一次，临床要减少其复发的频次，控制病情的加重程度，那么对慢性阻塞性肺疾病稳定期的治疗就显得尤为重要。慢性阻塞性肺疾病属中医"肺胀"范畴，由咳嗽、哮病、喘病等肺系疾病反复发作，迁延不愈，导致肺气胀满、不能敛降，临床表现为咳嗽、咳痰、气短、胸中胀闷，甚则呼吸困难、喘息等。

（2）症状特点

肺部炎性疾患的主要表现包括：支气管或细支气管急性或慢性炎症和变窄；气道充满黏液、黏痰，无法正常完成气体交换；肺泡过度膨胀与破坏；严重时肺部和塌陷的支气管丧失了弹性不能回弹，肌肉改变如膈肌下降，斜角肌、肋间肌和其他附属吸气肌肉（如胸锁乳突肌和竖脊肌）在吸气阶段，甚至在相对较低的劳累水平上过度活跃，即需平静呼吸时，却必须用力呼吸才能维持潮气量，造成用力吸气肌的疲劳和功能衰减。

2. 治疗思路

（1）中医认识

推拿手法可改善通气功能，通气由可扩张胸腔体积的主动力和被动力合力驱动，涉及的主要肌肉有膈肌、肋间肌、胸腹壁肌群，起辅助作用的肌肉包括胸锁乳突肌、背部肌群、胸部肌群等，涉及的主要骨骼有胸骨、肋骨和脊柱胸段。推拿手法可通过直接按摩影响吸气和呼气的相关胸背部肌肉，调整胸廓的相关关节，以改善肺的通气功能，增强肺泡通气量。如对肺部实施振法和拍法后能使肺的终末端潮气量显著增加，而按摩缺盆、中府、云门、肺俞、膈俞、膻中，以及胸大肌和膀胱经第一条侧线可增加肺活量及二氧化碳排出量。

（2）治疗原则

《素问·刺法论》云"正气存内，邪不可干"，扶正补虚和辨证论治是肺养护推拿治疗的基本原则，而治未病学说有"未病先防，已病防变，愈后防复"三个要素。治疗过程中，在辨证论治理论的指导下，灵活选用通鼻窍、利咽喉、宣肺气、排痰浊、宽胸胁、健脾运、固元气的七部推拿法，通过局部按摩筋脉起到疏通气血、扶正补虚的作用。

（3）手法操作

1）通鼻窍治则：利气通鼻，宣发肺气。推拿处方：开天门、推鼻柱、擦鼻旁、按迎香、按鼻孔、颤揉鼻周、捏拿鼻翼。具体操作如下。①开天门：自两眉中点起，自下而上至前发际成一直线。两手中指或拇指指面自下而上交替直推至前发际，亦可于开天门之前先行点按印堂和神庭穴数秒，再行推拿，可增强疗效。要求推拿速度慢，刺激量大，即所谓紧推慢移，反复10～20次。②推鼻柱：单手拇指、示指对称用力同时自鼻根沿鼻翼两侧推至迎香，操作时需保护眼睛，反复操作5～10次。③擦鼻旁：两手示、中二指或小鱼际掌侧置鼻的两旁，擦至局部发热为度。④按迎香：以一手的示指和中指，分别置于左右两侧的迎香，同时进行按揉，动作应协调，两侧力度均匀，操作30～60秒。⑤按鼻孔：用示指和中指的指端分别按于两侧鼻孔上，每次按揉50～100次，每日1～2次。⑥颤揉鼻周：单手或双手握虚拳，拇指微屈，以拇指指间关节背侧凸起部桡侧（也可用中指指端）置于鼻上印堂及山根部、迎香、口禾髎、水沟，做颤揉动作。⑦捏拿鼻翼：以示指指尖置于鼻准头（素髎），拇指、中指置于鼻翼两侧，三指同时有节奏地捏拿鼻翼100次，以有涕为宜，也可适当向上提拿。

2）利咽喉治则：疏经通络，清咽利喉。推拿处方：按揉天突，捏喉侧线，按人迎、水突，按揉廉泉。具体操作如下。①按揉天突：以右手中指轻轻按揉天突穴30～60秒（或50～100次），或以咽中有湿润感和舒适感为宜。②捏喉侧线：拇指、示指先轻揉喉结两侧，继之以捏揉法施于喉结两侧3条侧线，反复操作 5～10 分钟。推拿后咽喉部须有轻松感或湿润感。③按人迎、水突：用拇指、示指同时捏揉喉结两侧之人迎、水突 30～60 秒，手法须轻快柔和。④按揉廉泉：拇指或中指轻轻按揉廉泉穴，30～60 秒（或 50～100 次）。

3）宣肺气治则：宣发肺气，通调水道。推拿处方：按揉中府，拿捏肺经，叩击上肢，搓擦上肢，拨揉定喘。具体操作如下。①按揉中府：示指、中指轻轻按揉中府，以稍有酸痛感为宜。②拿捏肺经：用拿法、捏法、揉法等按摩上肢段的肺经 5～10 次，最后按肩井，拿合谷。③叩击上肢（以手太阴肺经为主）：医者手握空拳，用叩击法叩击上肢段的手太阴肺经 5～10 遍。④搓擦上肢：患者坐位，肩臂放松，自然下垂，医者站其侧，用两手掌分别夹住其肩前后部，相对用力地快速揉搓，并同时循臂向下搓至腕部，如此往返 3～5 遍。⑤拨揉定喘：患者俯卧或端坐位，医者右拇指固定力点，左掌根加压拨揉定喘，以得气为度。

4）排痰浊治则：振荡气道，化痰排痰。推拿处方：按揉云门，叩中府、云门，按揉天枢，按风门、肺俞，拍击后背，拳击大椎。具体操作如下。①按揉云门：用双手中指指腹分别按揉同侧的云门穴，并做环转揉运动，每次按摩 3 分钟，每日 2 次。②叩中府、云门：手握空拳，拳心面轻轻叩击中府、云门两穴 5～10 次。③按揉天枢：用两手掌根、鱼际、拇指或示中二指同时按揉脐旁 2 寸的天枢穴 2～3 分钟。④按风门、肺俞：将两手拇指指腹放在两侧风门至肺俞穴区域上，逐渐用力下压，按而揉之，使穴位产生酸麻胀感，再缓缓按压风门和肺俞穴，最后手掌摩擦风门、肺俞穴区 2～3 分钟。

⑤拍击后背：手指自然并拢，掌指关节微屈，用虚掌平稳而有节奏地拍打肩部及后背肩胛区肌肉，速度以每分钟40～60次为宜。⑥拳击大椎：用拳背或拳底叩击大椎穴3～5次，力度需沉而实。

5）宽胸胁治则：宽胸理气，宣肺平喘。推拿处方：按压缺盆，按揉膻中，搓擦胸部，耸肩缩颈。具体操作如下。①按压缺盆：两手示指、中指并拢，以中指指腹为主，轻轻有节奏地按压缺盆1～2分钟，以有轻微酸胀感为宜。②按揉膻中：用右手中指指端按揉膻中1～2分钟，以有轻微酸胀感为宜。③搓擦胸部：患者端坐，医者立其后，用双掌分别夹住其左右两胁，自腋下搓向腰部两侧数遍。搓动要快，移动要慢，即紧搓慢移。④耸肩缩颈：指导患者肩部放松，双眼平视正前方，做呼吸运动。吸气时颈部下缩，两肩向上耸起，保持3～5秒；呼气时头部向上顶起、颈部伸直，同时两肩下垂，重复5次。

6）健脾运治则：条达肝胆，健脾和胃。推拿处方：按揉腹结、大横（腹斜肌反应点），按揉脾胃经间区（腰大肌点），按揉腹部任脉区（腹白线反应点），点振神阙，掌振丹田，摩揉腹部。具体操作如下。①按揉腹结、大横（腹斜肌反应点）：患者仰卧位，髋膝微屈，医者四指并拢，缓慢按压腹结3～5秒，缓缓放松再按压，接着进行振按或颤揉等手法；然后手指可向上稍稍移动至大横穴，进行颤揉，操作时四指要伸直，力点要达腹前壁深层，方向要稍向下、向外，以刺激腹斜肌。②按揉脾胃经间区（腰大肌点）：医者单手或双手缓缓压向腹后壁两侧腰大肌反应点，施以颤揉、按压、按振或按动手法，力点接近腹后壁，向下脊柱方向按压至腹后壁并触及腰大肌肌腹，力度以出现较强得气感为宜。③按揉腹部任脉区（腹白线反应点）：医者在患者腹部自脐上 4 寸之中脘穴平面向下至耻骨联合平面的任脉区域操作，四指自上而下按压 3～5 秒，缓缓放松，再次按压，如此反复。亦可接着行颤揉、按振或按动操作，再两手中指相叠沿任脉拨揉或按振中脘、建里、气海、关元、中极，每穴 30 秒，使温热感深透于肠腑或使生殖器有胀、麻感为宜，两手拇指、示指、中指三指自上而下沿任脉直达小腹部，逐一提捏任脉，并配以颤动。④点振神阙：患者仰卧放松，医者以中指振法在神阙穴施术，以患者自觉腹部胀麻颤动为度。也可根据需要配合腹部其他穴位点振，如中脘、章门、天枢、气海、关元等，可培元固本，和胃理肠。⑤掌振丹田：医者用掌面按压在气海和关元间，肘微屈，运用前臂和手部的力量，使肌肉强力收缩，指端快速振颤，使深部组织有振动感和温热感，频率为300～600 次/分钟。⑥摩揉腹部：在腹部脐上 4 寸的中脘穴向下至耻骨联合的区域，先掌摩，后掌揉，5～10 分钟，力量适中，速度缓慢。

7）固元气治则：通阳扶正，通调气血。推拿处方：按揉背部膀胱经，捏脊，按摩特定穴，中医功法。具体操作如下。①按揉背部膀胱经：患者俯卧，医者首先以拇指、掌根或第 2～4 指间关节在腰背部两侧膀胱经做揉、推法，重点按揉心、肝、肺、脾、肾等各脏腑背俞穴 5～10 分钟。其次，医者以手掌横擦腰骶部大肠俞、关元俞、八髎等穴，以局部发热发红为度。再次，患者小腿屈曲 90°，医者以掌根或拇指着力，沿膀胱经自上而下拨揉，重点拨揉承山、承筋。最后，医者半握拳，以四指近端指间关节着力，沿膀胱经自上而下缓缓按压至跟腱部，并以拳底叩击小腿三头肌、跟腱及足跟部，以酸胀发热为度。②捏脊：以三指捏法沿脊柱自下而上同步捏揉推进，也可两侧交替捏之。③按摩特定穴：手四指握大拇指成拳，手腕放松，用拳背部叩击 S4 棘突下的腰阳关36 次，意守腰阳关。用四指指端或四指的指间关节搓擦涌泉，直至发热，两侧交替进行。④中医功法：如掌运丹田、易筋经等，也可以选择踏步、慢走、快走、慢跑、游泳、太极拳、八段锦等运动形式，医体结合，疏通十二经。另有简易锻炼法如下。端坐位：扩胸锻炼，牵伸通气肌，头颈缓慢过伸锻炼，牵拉斜角肌和舌肌，扩张上气道，有助于吸气纳新；配合背部拍击，促进通气肌血液循环，扩张气道，有助于排痰吐浊。仰卧位：屈膝屈髋，左右摆腿，牵伸 4 块腹肌（主要为呼气肌），有助于呼气吐浊；蹬腿练习，锻炼腹肌、髋屈肌、下肢肌群，改善通气的同时，增强肌肉泵的功能，促进血液回流，强化心肺功能。

【本案治疗】

1. 诊断

西医诊断：慢性阻塞性肺疾病。

中医诊断：喘证（肺气痹阻）。

2. 处置

初诊：按揉云门，叩中府、云门，按揉天枢，按风门、肺俞，拍击后背，拳击大椎，按压缺盆，按揉膻中，搓擦胸部，耸肩缩颈。每次操作 20 分钟，共 3 次。

二诊：喘息胸闷较前明显缓解，但劳累或吸烟后仍可诱发，治疗在前法基础上，加按揉腹结、大横（腹斜肌反应点），按揉脾胃经间区（腰大肌点），按揉腹部任脉区（腹白线反应点），点振神阙，掌振丹田，摩揉腹部。隔日 1 次，20 分钟/次，共 3 次。

三诊：胸闷喘息基本缓解，呼吸较为平稳，睡眠轻浅，取按揉背部膀胱经，捏脊，按摩特定穴，隔日 1 次，20 分钟/次，共 3 次。

三诊结束后，患者症状明显好转，嘱多做中医功法：如掌运丹田、易筋经等，也可以选择踏步、慢走、快走、慢跑、游泳、太极拳、八段锦等运动形式，医体结合，疏通十二经。

实训小结

（1）通鼻窍、利咽喉、宣肺气、排痰浊、宽胸胁、健脾运、固元气七部推拿手法，是进行肺养护的基本推拿手法，临床使用时须根据实际情况辨证使用，可选 2～3 个手法治疗，也可根据病情变化，采用多种手法组合治疗。

（2）操作时可打乱治法的顺序，按部位治疗，一般先头面，次上肢，再胸腹、腰背、下肢。

（3）患者自主锻炼，在改善通气的同时，能增强肌肉泵的功能，促进血液回流，强化心肺功能。

（4）喘证的预后一般，推拿疗法作为辅助疗法，能有效缓解症状和降低复发频率。

十六、原发性痛经

【实训病案】

患者，女，23岁。

主诉：经行腹痛7年余。

现病史：患者痛经始于初潮，周期规律（28～30天），每于经前1～2天出现小腹坠胀疼痛，行经第1天小腹疼痛剧烈，难以忍受，疼痛有时可放射至腰骶和大腿内侧。发作时伴有恶心欲吐，行走困难，需口服止痛药缓解，曾就诊于某三甲医院妇科，经治疗后未见明显好转，严重影响生活和工作。

刻下症：经行不畅，色暗且有血块，经量不多；胸闷气短，喜太息，畏寒喜温，腹胀；心烦失眠，多梦易醒，易紧张；食纳欠佳，大小便可；舌质暗红有瘀点，舌苔薄白，脉沉紧。

既往史：焦虑症病史1年，患者工作压力较大，加之痛经严重影响其正常生活，情绪不稳定，遇事易胸闷心慌。否认高血压、糖尿病等慢性病史，否认肝炎、结核病等传染病史，否认重大外伤、手术及输血史，否认食物、药物过敏史。

专科检查：双侧耻骨联合腹直肌附着部上方肌腱肌腹移

行处有压痛；双侧髂前上棘连线与腹直肌外缘交叉点处有压痛；剑突下 1 cm 靠近右侧肋弓处有压痛。

辅助检查：妇科彩超示子宫及双侧附件未见明显异常。

【诊疗思路】

1. 诊断思路

（1）基本思路

本案诊断思路较为清晰。原发性痛经（primary dysmen-orrhea，PD）是指女性在经期或者行经前后（1 周内）出现以周期性下腹痛为主症，且生殖器官无明显器质性病变，是女性常见病、多发病。目前，痛经症状在女性人群中普遍存在，但由于部分女性患者对其认知不足、诊断不明或治疗不当，饱受痛经困扰以至出现身体机能下降，工作、学习效率降低，甚至正常人际生活受限。

（2）病理基础

新研究发现，腹部周围活化的肌筋膜疼痛触发点可导致痛经。经期内子宫扩张会激活内脏运动反射机制，使邻近躯干肌（如腹肌、胸肌、盆底肌）上的肌筋膜疼痛触发点被活化；同时，躯干肌上被活化的肌筋膜疼痛触发点也会反作用于邻近的内脏器官。目前医学研究认为，体内前列腺素（Prostaglandlins，PGs）水平的改变是诱发原发性痛经的根本机制。原发性痛经患者体内 PGs 的增高会导致中枢神经系统致敏，中枢敏化促使肌筋膜疼痛触发点活性增加引发疼痛，构成疼痛起始－放大－延续的过程；且活化的肌筋膜疼痛触发点会使环氧化酶-2 等炎症信号表达明显增加，促使 PGs 进一步升高。而灭活的肌筋膜疼痛触发点可以提高痛觉感受器的痛阈值，减轻中枢敏化，从而缓解疼痛症状。另有研究发现，干预肌筋膜疼痛触发点亦可以直接改变痛经患者 PGs 水平，从而降低患者的疼痛强度、提高疼痛阈值，改善患者的焦虑、紧张情绪。因此，张振宇教授从肌筋膜疼痛触发点出发，探讨推拿手法治疗原发性痛经。

2. 治疗思路

（1）腹肌入手，一点四法

腹部肌肉不稳定和肌力下降与原发性痛经有关。盆腔器官的功能正常有赖于腹部和盆腔肌肉的稳定性，腹部核心肌群有效的肌力可以为腰骶骨盆及腹腔盆腔脏器提供有力支撑。有别于腰骶骨盆部的骨骼及韧带，肌肉可以调整肌力的强度和作用时间。这些大块肌肉强大的伸缩能力（其保护性收缩的时间和肌肉强度很重要）可以调节和平衡腹压，保护腹腔和盆腔的组织、血管和神经，使之维持正常的生理活动。

为痛经患者进行体格检查时可以触摸到腹部腹直肌和腹内斜肌边缘的压痛点或结节，按压时可引发紧束胀痛感、周围组织牵涉痛等，触发点活化程度较高时常表现出剧烈的局部疼痛或抽痛，说明活化的肌筋膜疼痛触发点会导致腹肌疼痛阈值降低，而紧张痉挛性疼痛加剧。采用推拿手法对腹部进行治疗，通过对腹肌的点按与牵张，可消除或灭活肌筋膜疼痛触发点以达到止痛效果。

"一点四法"推拿是根据张振宇教授治疗原发性痛经的临床经验总结而成的。基于肌筋膜疼痛理论，以"以痛为腧"

为基本原则，采用"一点四法"（按、颤、振、动）作用于肌筋膜疼痛触发点，可以达到散邪祛瘀、温阳补虚、通则不痛的作用。经行腹痛的发生一般由经脉痹阻或气血不足所致。腹部经筋调理术治疗点多在脾经、胃经选取，通过寻找腹部肌筋膜及脉络上的阳性反应点，实施精准推拿。通过推拿手法调理脾胃经脉，可调畅气机，升清降浊，运化水谷，使气血化源充足，冲任及胞宫气血通畅。诊断是基础，手法是关键，肌筋膜疼痛触发点定位和评估的精准性直接影响到临床疗效。手法直接作用于肌筋膜疼痛触发点能加强对肌纤维的刺激，使局部紧张痉挛的肌筋膜恢复到正常伸缩状态，能降低腹肌紧张带的张力，有效调节腹腔压力，恢复其力学平衡，有利于子宫功能活动的调整，促进子宫局部血液循环，改善缺血缺氧状态，达到痛止病消的目的。

（2）温阳祛瘀，取之阳明

原发性痛经属于中医学"经行腹痛"范畴。其病机一是因瘀致病，"不通则痛"；二是因虚致病，"不荣则痛"。总之，因虚因瘀皆为气血失和。推拿治疗必须从气血论治，对于实证可散邪祛瘀。《素问·举痛论》载，"寒气客于肠胃之间，膜原之下，血不得散，小络急引故痛，按之则血气散，故按之痛止"，可见通过按揉腹部直接作用于盆腔可起到良好的通调气血作用。对于虚证可温阳补气，《素问·阴阳应象大论》载，"形不足者，温之以气"，通过推拿手法扶正气、调脏腑，可使气血流通，全身血液重新分配，解决局部血虚症状。

对于治疗部位，取之阳明，从经筋论治。本法选取的腹部6对肌筋膜疼痛点，与脾、胃经脉及经筋高度重合。治疗可从经筋入手，以知为数，以痛为腧。隋唐医家杨上善《黄帝内经太素》认为，经筋是经脉所连接的筋肉系统，经筋是受经脉调节支配的，即"脉引筋气"；《女科经纶》亦指出治疗妇人月经病时调护脾胃的重要性。脾胃为治疗痛经的根本，脾胃运化功能正常，则水谷精微循经而行，充盈冲任、胞宫，荣则痛减；脾升胃降职能条达和畅，气行血行，通则痛消。《素问·血气形志》载，"夫人之常数……阳明常多气多血……凡治病必先去其血……泻有余，补不足"，指出疾病若发生在足太阴脾经、足阳明胃经，血脉瘀阻不通者，必须根据病证虚实泻其有余，补其不足。故张振宇教授在临床治疗痛经时重视调补脾胃，特别是因虚所导致的痛经。《素问·生气通天论》载，"阳气者，精则养神，柔则养筋"，说明阳气旺盛能推动经脉气血运行，温煦濡养经筋，使气血流畅，经筋柔顺，动而为用。

在选取推拿手法时，根据《灵枢·小针解》中的"经脉十二者，伏行分肉之间，深而不见"理论，提出一点四法，以按压、颤揉、按振、按动为手段，从经筋的缝隙（分肉之间）入手，通过按摩腹直肌外缘（胃经）和腹内斜肌内缘（脾经），力达深层的腹横肌，缓解腹部肌筋膜间的高张力，消除肌筋膜内及其缝隙中血管神经的受累，改善盆腔脏器的过急或过缓状态，从而起到舒和通的调治作用。

（3）治疗部位

选取肌筋膜触发点。张振宇教授认为腹部的肌筋膜疼痛触发点与痛经的相关性最为密切，故治疗多选取腹部。一共选取 6 对肌筋膜疼痛触发点，即耻骨联合腹直肌附着部上方肌腱肌腹移行处，左右各一；两侧髂前上棘连线与腹直肌外缘线路交叉点处，左右各一；两侧髂前上棘点位向内约 2 cm 处，左右各一；两侧肋弓下缘连线与腹直肌外缘线路交叉点处，左右各一；双侧肋弓下缘点位沿其连线向内约 2 cm 处，左右各一；剑突下 1 cm 靠近两侧肋弓处，左右各一。

（4）手法操作

按压法：医者单手四指指端或两手掌背相叠四指指端以中指为中心寻找治疗点，找到后缓缓用力，稳稳按压治疗点，保持 10 秒，缓缓还原再按压，每个肌筋膜疼痛触发点按压手法操作约 10 次。

颤揉法：接上式仍以单手或双手四指指端稳稳按压治疗点，并以 200～300 次/分钟的频率做颤揉动作，每点保持 30 秒。

按振法：接上式先缓缓点按治疗点，待患者适应后前臂用力以 300～400 次/分钟的频率做振动疗法，每点保持 30 秒。

按动法：患者仰卧位屈髋外旋，医者一手四指按压治疗点，同时另一手扶住同侧或双侧下肢膝部，先屈膝屈髋，再缓缓做髋部屈伸或左右摆动动作各 10 次。

【本案治疗】

1. 诊断

西医诊断：痛经，焦虑状态。

中医诊断：痛经（气滞血瘀），郁证（痰气郁结）。

2. 处置

手法操作于患者经前 7 日开始，每日 1 次，每次 30 分钟，至月经来潮后停止，共治疗 3 个疗程。治疗结束后，小腹疼痛明显减轻，无腰骶和大腿内侧放射痛，无恶心欲吐。经行顺畅，颜色、质地、经量均正常。焦虑症状缓解，心烦次数较前减少、睡眠尚可，大小便可。舌质红，舌苔薄白，脉沉弦。双侧耻骨联合腹直肌附着部上方肌腱肌腹移行处压痛消失；双侧髂前上棘连线与腹直肌外缘线路交叉点处压痛消失，剑突下 1 cm 靠近右侧肋弓处压痛消失。

———————————— 实训小结 ————————————

（1）腹部较为敏感，手法要缓慢柔和，有任何不适时都要缓慢移开，动作要柔要稳，不可猛然冲击。

（2）按压腹部肌肉时须注意避开动脉，当触到较为强烈的动脉搏动时，将手适当外移寻找压痛点。

（3）推拿操作于治疗点时，手法需注意力的三要素，即作用点深入透达至腹横肌层面，方向精准稳定不脱离作用点，力量持久有力且引发得气感。

（4）关于腹直肌上的肌筋膜疼痛触发点的操作，应注意先在腹直肌外缘触探。腹直肌不能深压，在得气后即刻向腹白线方向加力，力点在腹前壁的深层。

（5）关于腹斜肌上肌筋膜疼痛触发点的操作，可在脾经腹结至大横线路先斜向内下再向外横拨颤揉，以便刺激腹内斜肌。

（6）重视对痛经患者的查体，阳性反应点是诊断和治疗的关键。同时，要非常注意治疗时机的选择和推拿手法的力学特性，强调力学三要素的合理应用。先找到手法的作用点

（肌筋膜疼痛触发点），稳稳按住目标，加上一个小且合理的力度，使治疗点产生功力感应，即出现"得气感"才能最大化地形成手法功力，产生最大的治疗效应。

十七、肘臂痛及手指感觉异常
（正中神经卡压综合征）

【实训病案】

患者，女，40岁。

主诉：右肘部掌侧疼痛，桡侧三个半手指的痛觉偶减退2周。

现病史：患者2周前因单位活动连续打两周乒乓球，上肢挥动时间过长、用力过猛导致右肘部疼痛发作，疼痛部位在右前臂掌侧近端，以胀痛为主，活动时症状加重，前臂反复用力时可诱发或加重，休息时有所缓解，有时用力不当可出现桡侧三个半手指的感觉减退。患者通过休息、外用活血化瘀膏药，症状有所缓解。

专科检查：右肘部局部无肿胀，皮下无青紫，肘屈曲135°，肘伸直5°，肘旋前90°，肘旋后90°，但前臂抗阻力旋前或极度屈肘时症状加重。右肘窝内侧肱二头肌内侧腱膜下可触及肌紧张，有压痛，按压时有时可引出前臂桡侧手指的放射感。患肢感觉正常、肌力正常，肱二头肌反射正常，肱三头肌反射正常，桡骨膜反射正常，霍夫曼征阴性，臂丛神经牵拉试验阴性，椎间孔挤压试验阴性，腕部叩击试验阴性，Phalen征（腕掌屈试验）阴性。舌质红，苔薄白，脉弦。

辅助检查：右肘 X 线片未见骨折及脱位。

【诊疗思路】

1. 诊断思路

（1）基本思路

肘痛及运动障碍多因肘部筋伤所致，一般源于反复运动或生活动作如长期的旋转、屈伸腕部等活动导致的肱骨外上髁炎、肱骨内上髁炎等。部分患者（尤其是运动员）源于肘部特定运动的反复动作使上肢发生神经卡压病变，例如旋前圆肌腱膜增厚刺激正中神经。本例考虑肘部肌筋膜高张力、肥厚、粘连引起的周围神经损伤所致疼痛和感觉异常。

（2）病理基础

本案诊断应为旋前圆肌综合征（正中神经卡压综合征）。旋前圆肌有两个头——肱骨头和尺骨头，正中神经从这两个头中间穿过。因此，这里最有可能产生神经卡压。若肘部近端遭遇损伤，造成正中神经卡压或损伤时，旋前圆肌功能障碍或麻痹，卡压者主动旋前受限，损伤严重者基本上丧失主动旋前的功能。由于受其他神经支配的肱二头肌（肌皮神经）和旋后肌（桡神经）的无阻力的活动，前臂倾向于习惯性旋后。

（3）症状特点

主诉：反复用力时前臂掌侧近端疼痛，还可能有桡侧三个半手指的感觉减退。压痛点：旋前圆肌的尺骨头和肱骨头处疼痛和压痛明显。特殊检查：前臂抗阻力旋前或极度屈肘时症状加重。腕掌屈试验和叩击试验阴性（与腕管综合征相鉴别）。辅助检查：X线片无特殊改变；肌电图和神经传导速度检查无特异性。

2. 治疗思路

（1）中医认识

针对旋前圆肌紧张痉挛导致的正中神经卡压综合征，根据《灵枢·经筋》"其病当所过者支转筋，筋痛"，可以从手少阴心经和手厥阴心包经的线路或点位（少海、曲泽、郄门等）进行推拿治疗。

（2）治疗原则

本病的治疗原则是舒筋通络，活血止痛。部位及取穴：压痛点、少海、绝骨、曲泽、郄门、丘墟、阳陵泉等。手法可采用按法、揉法、推法、拔伸法、摇法等。

（3）手法操作

触诊寻找旋前圆肌：握住患者的手使之屈肘90°，定位肱二头肌肌腱远端，同时让患者在对抗医者的情况下屈肘，用拇指在肱桡肌和前臂屈肌肌群的间隙内滑动，触摸在肘关节内侧斜行走向的距桡骨约一拇指宽的旋前圆肌肌腹，沿着该肌肌腹触摸按压肱骨内上髁和桡骨中段间的区域，实施各种手法治疗。

按揉旋前圆肌：旋前圆肌的功能是使前臂旋前和屈曲。操作时一手握住手掌，一手握住肘部手指按压住前臂近端压痛点（卡压点），进行小幅度按揉拨动。

牵拉正中神经：接上式，一手握住手掌，一手托住肘部，前臂旋后位时旋转前臂或屈伸腕关节，一松一紧，反复轻柔牵拉正中神经。接着肘伸直位稍加大幅度腕关节背伸加压，

3～5秒/次，加压不超过3次，要注意力度、幅度、时长，否则容易拉伤肘部肌腱导致疼痛加重。

拿捏按揉肱三头肌：肱三头肌是旋前圆肌重要的协同肌，拿捏按揉肱三头肌有助于旋前圆肌的放松。

按揉肱二头肌腱膜：按揉消除肘窝部肱二头肌及其腱膜的高张力，因为肱二头肌腱膜边缘下方也是正中神经卡压点之一。

点穴舒筋：经上述治疗疼痛减轻后，采用点按经穴进一步舒筋活血，配合屈伸腕关节柔筋助动。主要是点按少海（在肘前区，横平肘横纹，肱骨内上髁前缘，穴位深层有正中神经通过）加屈伸腕关节或旋转前臂。操作时一手四指托住患肢肘部，拇指按压少海，另一手托住前臂并令其主动屈伸腕关节，或握住手掌被动旋转前臂。再沿手厥阴心包经循行线路按压有关经穴，重点按压曲泽－郄门线路，同时主动或被动屈伸腕关节。操作3～5分钟。

活动肘腕：手法结束后即可让患者试着旋转活动肘腕，一般用力活动时肘部疼痛多能明显减轻。

【本案治疗】

1. 诊断
西医诊断：正中神经卡压综合征。

中医诊断：筋痹（气滞血瘀）。

2. 处置
首先采用按揉类手法以舒筋，重点是旋前圆肌的肱骨头和尺骨头间（正中神经穿过）的压痛点，缓解旋前圆肌及其筋膜高张力和粘连等。接着用牵伸类手法以通络，即针对正中神经的卡压处（经脉痹阻点）进行松动，使之产生轻微滑动，从而缓解卡压的症状。一个疗程（10 次治疗）后症状基本消失。

实训小结

（1）特定运动的反复动作易使上肢发生神经卡压病变。例如投掷球类或网球发球时肘关节受到相当大的外翻应力，容易导致正中神经卡压综合征。所以，嘱患者受伤后变换运动方式，可防止加重损伤，并有助于康复。

（2）神经压迫导致沿轴索的营养和废物运送障碍，从而降低另一部分受压时的阈值，这一现象称为双重挤压。神经卡压发生后，尽量避免长时间旋转前臂、屈伸肘腕关节等单一动作以及手提重物造成肘部肌筋膜损伤，加重神经卡压。

（3）正中神经卡压的诊断不能局限于腕管综合征，还需注意旋前圆肌综合征和前骨间神经卡压综合征等。

十八、腹股沟痛（髂腹股沟神经卡压综合征）

【实训病案】

患者，女，45岁。

主诉：剧烈运动后右腹股沟剧痛3天。

现病史：患者3天前下午健身后出现右腹股沟剧痛，疼痛难忍，咳嗽加重，行走困难，小步缓行，卧位翻身加重，影响夜间睡眠。

专科检查：右腹股沟韧带外侧上方髂窝处明显压痛。

【诊疗思路】

1. 诊断思路

（1）基本思路

本例为髋部神经卡压综合征之髂腹股沟神经卡压。常常是运动员腹肌过度发达的结果，尤其是健美运动员。

（2）病理基础

髂腹股沟神经卡压综合征多因施行腹股沟疝修补术、阑尾切除术于术中损伤或术后瘢痕刺激髂腹股沟神经而致；亦可由于腹肌经常剧烈活动（如运动员或喜爱健身者）使该神经在穿过腹壁各肌层时受到反复牵拉或压迫所引起。

（3）症状特点

临床表现主要为患者主动伸髋可能会诱发疼痛和（或）感觉异常。具体症状为一侧腹股沟区剧烈疼痛伴股内侧及阴囊区感觉异常和过敏，直立、行走或咳嗽时症状加重；患者常取轻度髋屈曲和内收姿势，走路时以小步缓行；局部可有明显的压痛点。

2. 治疗思路

（1）解剖基础

髂腹股沟神经起源于 L1 脊神经前支，位于髂腹下神经的下方，并与之平行。此神经出腰大肌外缘后，越腰方肌前面至髂前上棘内侧处，穿过腹横肌及腹内斜肌间前行。在腹外斜肌腱膜下面穿行腹股沟管后在精索（或子宫圆韧带）浅面继续前行，最后在腹股沟管外（浅）环处穿出腹外斜肌腱膜，并分出终支至耻骨部、腹股沟及阴囊（或大阴唇）区皮肤（皮支），肌支支配腹壁肌。此神经如受损害，则其分布区运动和感觉发生障碍。

（2）治疗原则

本病治疗原则是舒筋通络，活血止痛，消除神经卡压点。

（3）手法操作

按揉：干预部位主要是腹横肌及腹内斜肌筋膜间隙，自脾经腹结向下，沿腹股沟韧带附近寻找压痛点按压或按揉。

牵伸：一手按压住痛点，另一手扶膝屈伸或左右摇摆下肢，动作要缓和，放松腹肌。

【本案治疗】

1. 诊断

西医诊断：髂腹股沟神经卡压综合征。

中医诊断：筋痹（气滞血瘀）。

2. 处置

针对腹部肌群采用腹部肌筋膜触发点推拿治疗，重点是腹横肌及腹内斜肌筋膜间隙。患者仰卧位，髋膝微屈。医者先四指并拢，缓慢稳稳深按腹结 3～5 秒，缓缓放松再按压，或接着进行按振、颤揉或按动等手法操作。然后手指可向上稍稍移动至大横穴区进行颤揉操作。最后向下按揉至腹股沟韧带上下。10 次治疗（1 个疗程）后症状、体征消失。

———————— 实训小结 ————————

（1）诊断决定治疗。腹股沟痛临床较为常见，对腹肌发达者或喜好健身与健美锻炼者，多考虑髂腹股沟神经损伤的可能。

（2）治疗消除筋脉痹阻点十分关键。重点部位为腹横肌及腹内斜肌筋膜间隙，可沿脾经线路进行按摩。腹结及大横均属足太阴脾经穴位，大横在腹中部，距脐中 4 寸处；腹结位于人体的下腹部，大横下 1.3 寸处。

十九、小腿及足背痛（腓深神经卡压综合征）

【实训病案】

患者，女，50岁。

主诉：两侧小腿前侧下部和足背疼痛2年，加重3个月。

现病史：2年来，患者两侧小腿前侧下部和足背疼痛明显，夜间疼痛加重，影响睡眠，常能痛醒，行走时足背部疼痛加重。患者既往有腰椎间盘突出病史10余年，按腰椎间盘突出症行针灸、推拿等治疗，症状改善不明显。

专科检查：两小腿前侧下部胫骨前部深压有明显酸痛（胫骨前肌深部姆长伸肌腱处，约下巨虚至解溪之间），可引出足背侧不适感；腓深神经叩击试验阳性。

【诊疗思路】

1. 诊断思路

（1）基本思路

腓深神经源于坐骨神经较小的终末支腓总神经。腓总神经在腘窝上部股二头肌的内侧缘和腓肠肌的外侧头之间沿腘窝的外侧走行，绕过腓骨颈，进入腓骨长肌的深部，在此进一步分为腓浅神经和腓深神经。腓深神经沿腓骨的下内侧走行，穿过小腿前肌间隔进入趾长伸肌的深面，继续沿骨间膜的前面下行，此处与胫前动脉伴行。在行程的末段，腓深神经进入伸肌支持带的深部后进一步分化为内侧支和外侧支。内侧终末支为感觉支，司第一趾蹼间感觉；外侧终末支为运动支，支配趾短伸肌。本案为腓深神经卡压所致。

（2）病理基础

腓深神经在伸肌下支持带的上缘，即姆长伸肌走行于神经表面的部位受压，是主要的原因。

（3）症状特点

发病部位：最常见的卡压部位在伸肌下支持带的下面。

症状体征：主要症状是足背侧疼痛，偶尔会放射至第一趾蹼间隙。查体可见局部压痛，第一趾蹼间隙感觉减退，趾短伸肌无力。

2. 治疗思路

（1）中医认识

根据"病在肉，调之分肉"，推拿按揉胫骨前肌和姆长伸肌的肌腱，可舒筋通络，消除经脉痹阻。

（2）治疗原则

本病的治疗原则是舒筋通络，活血止痛。

（3）手法操作

①按揉足踝背伸肌肌腱：拇指拨揉小腿前间室下部胫骨前肌、姆长伸肌和趾长伸肌的肌腱（其间有腓深神经走行）。②拨揉神经卡压点：拇指拨揉伸肌下支持带神经卡压点（解溪），舒筋通络，解除压迫。③环转摇踝，拉伸经筋，预防粘连。④拨揉趾短伸肌，拨伸摇动第2～4趾。

【本案治疗】

1. 诊断

西医诊断：腓深神经卡压综合征。

中医诊断：筋痹（筋脉损伤，痹阻经络）。

2. 处置

推拿按揉胫骨前肌和踇长伸肌肌腱，消除神经卡压点（经脉痹阻点）。具体操作见上。

———————— 实训小结 ————————

（1）诊断决定治疗，下肢疼痛不能一味从腰椎间盘突出角度考虑，尤其是有腰椎间盘突出病史者，更应仔细鉴别。触诊检查确定神经卡压点十分关键。

（2）治疗上应去除外在的卡压因素，松解神经卡压部位。

（3）神经周围水肿者可采取注射封闭治疗。

二十、胸壁痛及翼状肩胛（胸长神经卡压综合征）

【实训病案】

患者，男，54 岁。

主诉：无明显诱因发作左前胸疼痛 4 年。

现病史：患者 4 年前开始无明显诱因出现左前胸疼痛，特点是每日不定时发作，疼痛呈间歇性刺痛或胀痛，偶尔左侧胸壁或后胸壁痛，无上肢麻木、疼痛等症状，无头晕头痛、恶心呕吐。患者怀疑自己得了心脏病，多次于北京某三甲医院进行系统检查，心电图、超声心动图、动态心电图等未见明显异常，冠状动脉造影检查有冠状动脉粥样硬化伴斑块形成，常规给予口服他汀类降脂药治疗，上述症状未见缓解。之后反复多次往来于该院心血管科及急诊科诊疗，心脏专科医生排除心血管类疾患，建议患者到脊柱科或疼痛科就诊，故来我科寻求按摩治疗。

既往史：小儿肌性斜颈史，15 岁时右侧颈项部行手术矫正，术后颈项向右侧倾斜，颈椎左侧凸。

专科检查：患者正坐位，头部向右侧倾斜，触诊左侧颈部肌肉紧张僵硬，左侧 C5 横突背侧近胸锁乳突肌后缘中点以及锁骨上窝处按压中斜角肌处有明显酸胀感，并偶可引发向胸前部的放射感。左侧轻度翼状肩胛。

辅助检查：颈椎 X 线片示颈椎顺列不整，轻度退变，颈椎左侧凸。

【诊疗思路】

1. 诊断思路

（1）基本思路

胸长神经卡压综合征是由于各种因素（牵拉伤、局部肿块、瘢痕、肌肉痉挛、无菌性炎症等）导致起源于 C5 神经根的胸长神经在中斜角肌处受压后所引起的胸前、胸侧壁和腋部不适、针刺样疼痛等一系列临床证候。由于胸长神经支配前锯肌，一旦受到卡压则前锯肌麻痹、上肢外展功能受限，严重时可出现翼状肩胛。

在临床上排除了心脏疾病后，如有胸前区不适、刺痛，颈部痛，就要高度考虑到胸长神经卡压的可能性。胸长神经卡压仅仅发生在起源于 C5 的胸长神经支，而起源于 C6、C7 的胸长神经支并没有卡压，所以未见到有因胸长神经卡压而引起的上肢运动受限如肩外展功能障碍。但是为了避免误诊，还需重视该病的鉴别诊断。如疼痛在左胸前区必须与心绞痛相鉴别；如疼痛在右胸前区应与胆囊疾病等相鉴别。

（2）病理基础

起源于 C5 的胸长神经分支受到卡压时可出现胸前壁、胸侧壁和腋下不适，有胀痛、针刺样痛等，诊疗中触诊压痛点和明确主诉症状最为关键。本例患者由于左侧中斜角肌紧张痉挛，导致头颈部向前探下颌前伸动作可刺激胸长神经诱发疼痛，加之心理因素更加重斜角肌紧张。由于这种疾病的临床表现不典型，临床上患者常按颈椎病、肩周炎、心绞痛、胆绞痛等各类常见疾病进行就诊，极易延误病情，造成一定的经济社会负担。

前锯肌无力，手臂前屈上举时肩胛骨会出现明显向下旋转姿势，同时也稍微前倾并向内旋转（肩胛下角与内侧缘呈"喇叭状"），称翼状肩胛。时间一长，这种姿势最终导致胸小肌（前锯肌的直接对抗肌）适应性短缩。胸小肌增加的被动张力将进一步促进肩胛骨的前倾和内旋姿势。如果严重损伤致前锯肌麻痹，肩胛骨失去了向上的旋转力，肩胛骨不但不能被稳定地固定在胸廓上，且无法抵抗三角肌的拉力，随后三角肌的拉力会导致肩胛骨向下旋转及肱骨部分抬高（外展）合并，出现患肩耸高。

（3）症状特点

本病的症状多样化，可能有：①颈痛，患者颈部疼痛不适，且多有被诊断为颈椎病的病史；②胸痛，患者胸前、胸侧壁或腋部不适，针刺样疼痛，有时为胀痛，如在心前区疼痛，则酷似心绞痛；③背痛，如合并肩胛背神经卡压，患者会主诉从背后痛到胸前，或从心前区痛到背后；④功能受限，肩胛运动障碍影响肩部功能，过顶运动乏力。

本病的体征：胸锁乳突肌后缘中点上下均有显著压痛点；也可能诱发胸前、胸侧壁和腋部不适，针刺样疼痛或胀疼；叩击胸前可能诱发胸前刺痛；单侧内侧翼状肩胛（双手在墙上做俯卧撑），患肩耸高。

2. 治疗思路

（1）中医认识

针对周围神经卡压综合征，张振宇教授基于"以痛为腧"理论，采取精点力学手法治疗，精准推拿，位精效佳。精点力学手法指的是根据现代解剖学及现代软组织损伤康复理论，结合中医传统经络理论、辨证取穴理论，通过寻找精确的手法作用点，使用符合力学特性的推拿手法，起到舒筋通络的作用，用于预防和治疗疾病的推拿方法。"精点力学"谐音"经典力学"，其重点在于根据力的特性规范手法操作，并注重用力的技巧。

精，精准深透之意；点，即手法的作用点。精点：寻找精准的手法治疗力的作用点。要成为精准的作用点，有以下几个条件。①深透到一定深度和层面，如《灵枢·经脉》云"经脉十二者，伏行分肉之间，深而不见"。②解剖的孔窍、缝隙或筋结，即《黄帝内经》所说的节、交、会等不通或不荣。如大多数的慢性损伤，都是各种因素导致肌筋膜紧张，继而筋膜间粘连，表现为筋结、条索，功能受限；接着，相关神经和血管受累，表现为神经传导和血液循环障碍而出现疼痛、感觉异常、局部缺血和回流受阻，即出现中医"虚"和"瘀"的病理产物，"不荣则痛"和"不通则痛"。③经气痹阻其间，外来或内生病邪停驻其间。神经卡压（经气痹阻）点多处在肌筋膜缝隙处，为手法的关键点。力学手法是通过力和能的转换达到治疗目的。手法操作必须符合力的特性，力的大小、方向、作用点三者之间应完美结合。

临床我们采用理筋类手法，以点按和拨揉法为代表，可缓解肌筋膜紧张导致的高张力，增强肌肉的伸缩性和稳定性；剥离肌筋膜粘连，提高肌筋膜的活动能力和灵活性；消除相关神经、血管受累，促进相关神经的传导、血液的循环，达到舒筋通络、养血荣筋的目的，即中医所谓"按之则血气散""按之则热气至"。

（2）治疗原则

随诊观察直至自行缓解（可长达 18 个月）。运动损伤者改变运动方式，防止翼状肩胛发生和对胸长神经的反复牵拉，从而帮助神经恢复。推拿治疗可以消除神经卡压点，舒筋通络，养血荣筋。

（3）操作手法

胸长神经卡压综合征的治疗可用四步推拿法结合功能锻炼，方法如下。

首先，按揉中斜角肌。中斜角肌起于 C2～7 横突后结节，止于第 1 肋骨上缘外面，在前斜角肌和锁骨下动脉的后方。因胸长神经与中斜角肌相邻，中斜角肌异常（如前斜角肌肥厚影响到该肌肉，或前、中斜角肌融合，或心理因素致中斜角肌紧张性痉挛等），可影响胸长神经。按揉位置在 C2～7 横突背侧（重点为 C5 横突背侧）及锁骨上窝中斜角肌肌腹。中指或多指按揉中斜角肌起止点及锁骨上窝肌腹部约 3 分钟，指力以患者不感胸闷发堵为佳。此步骤以缓解中斜角肌痉挛、解除胸长神经卡压最为关键。

其次，按揉肩胛内缘。操作者近端指间关节沿患者患侧肩胛周围拨揉，在肩胛内缘找到痛性条索，向肩胛下缝隙方向拨揉或叩击，以松解肩胛背神经支配的肩胛提肌和菱形肌。手法治疗能舒筋通络，行气活血，缓解痉挛，增强肌肉的活动能力，促进血液循环，有效缓解肩背疼痛。

再次，按摩胸小肌。操作时医者先将肩关节朝向髋部方向下拉，可感受到胸小肌的收缩。到上肢的主要神经、血管（臂丛、腋动脉、腋静脉）在胸小肌下方穿行，易受到压迫。此时部分患者有胸小肌的疼痛，伴有上背部（如菱形肌近肩胛处）肌肉疼痛。另有部分患者因胸小肌紧张累及臂丛神经引起上臂麻木，特别是长时间抬高上臂时。感受到胸小肌收缩后再进行拨揉，拨揉时患者可用 3 种体位。①端坐位：嘱患者上肢自然下垂，医者站立身后，中指在喙突下缓缓柔和地拨揉胸小肌。②仰卧位：嘱患者外展上肢，将指腹置于胸小肌外侧缘，轻柔而缓慢地在胸大肌下方沿着肋骨表面拨揉。③侧卧位：患者上肢保持屈曲位并拉向前方，此时胸大肌舒张离开胸壁，并使乳腺离开按摩区域，手指沿着肋骨表面在胸大肌下面缓缓拨揉胸小肌，可令患者轻轻下拉肩胛骨，感知胸小肌收缩后操作。

最后，按摩前锯肌。前锯肌大部分位于肩胛骨、背阔肌和胸大肌的深面，外展肩胛骨是前锯肌独有的功能，并与菱形肌拮抗。前锯肌在腋窝下方的部分比较表浅，按摩时宜使用缓慢、柔和的手法，因为沿着肋骨表面触摸会引起痛痒感。进行此操作时患者亦可选用 3 种体位。①俯卧位：患者轻微外展上肢以暴露前锯肌，医者先定位胸大肌下缘，然后定位背阔肌前缘，将手沿着胸大肌与背阔肌之间的肋骨放置，医者用手指横向肋骨方向按摩前锯肌纤维。②侧卧位：

医者在患者肩胛骨内缘之下触摸肩胛下窝，按压前锯肌附着区域。③端坐位：医者四指在患者腋窝下方轻微按揉前锯肌。

自我康复锻炼：即菱形肌、斜角肌、前锯肌自我拉筋法，简称"回头望月"。锻炼时两腿分开与肩同宽，双眼平视前方，头颈向右后上方伸展，眼看后上方天空，好像仰望天空中的月亮一样，然后还原，再向左后上方做同样动作。伸展时吸气，还原时呼气，该动作可重复 6 次。进行此旋转动作时患者可以拉伸一侧菱形肌、斜角肌和前锯肌，而同时另一侧放松。

【本案治疗】

1. 诊断

西医诊断：胸长神经卡压综合征。

中医诊断：项痹（气滞血瘀，经脉痹阻）。

2. 处置

初诊：临床治疗时患者取坐位，医者位于患者背后，按揉颈项及肩背部，放松肌肉 3 分钟；找到胸锁乳突肌后缘中点附近压痛点及锁骨上窝中斜角肌附着点，分别用拇指点按，持续 15 秒后放松 5 秒，循环点按各 5 分钟；用拇指指腹于胸锁乳突肌后缘上下再次放松颈项部肌肉 2 分钟。

二诊：患者自诉治疗后左前胸痛 2 天未发作，效不更法，继续按上述手法进行治疗。

三诊：患者左前胸痛仅发作 1 次，自行活动颈肩部及点按痛点可缓解，再次以点按手法及放松手法进行治疗，治疗过程中发现左侧颈部肌肉有松弛。

效果：3个月后电话随访，患者偶有前述左胸痛症状，活动后可缓解，嘱患者注意疼痛情况，如病情变化请及时就诊专科。

按语：临床治疗胸长神经卡压综合征时以按揉中斜角肌、肩胛内缘、前锯肌及胸小肌为基础，手法宜缓慢而轻柔，重点拨揉C5横突背侧中斜角肌与胸锁乳突肌粘连处（近天窗），沿中斜角肌至锁骨上中斜角肌近第1肋骨处（近缺盆），以解除胸长神经卡压最为关键。病程久者，嘱患者旋转肩胛进行锻炼，或做双肩前推增力锻炼，增强前锯肌肌力；按揉胸小肌肌腱（近云门），缓解胸小肌适应性短缩。上述的经穴位置亦可采用针刺的方式进行治疗，当然相关的穴位在颈、肩、胸部，操作时应考虑针刺安全问题，尽量控制用针的深度与角度，避免深刺造成颈部神经、血管的损伤或气胸等。

───────── **实训小结** ─────────

（1）本例患者有小儿肌性斜颈史，15岁时行手术矫正，但颈项仍向右侧倾斜，颈椎左侧凸致左侧颈部肌群（中斜角肌与胸锁乳突肌）紧张僵硬，局部粘连，卡压胸长神经。

（2）临床上左胸疼痛的患者，排除心脏疾患后应高度考虑脊柱相关性疾病。此时详细询问病史和进行体格检查能提供一定的参考，如患者是否有颈项部疼痛，尤其胸锁乳突肌后缘及锁骨上窝中斜角肌附着点是否有明显压痛点，患侧肩胛骨内缘为"翼状肩胛"者，应考虑胸长神经卡压的可能性。

（3）胸长神经卡压致前锯肌无力造成肩胛骨两侧不对称，

左侧肩胛骨上移，出现翼状肩胛。斜角肌乃平静吸气肌，胸小肌乃用力吸气肌，肌紧张会造成通气不足，从而使患者产生胸闷气短。

（4）临床上胸长神经卡压可出现的症状非常多样化，可能是颈痛、胸痛、背痛或者肩关节活动障碍，为避免误诊还需重视该病的鉴别诊断。如疼痛在左胸前区必须与心绞痛相鉴别；如疼痛在右胸前区应与胆囊疾病等相鉴别。

（5）在临床诊断该病时要以体格检查为重点，最明显就是胸锁乳突肌后缘中点附近有显著压痛点，此痛点按压后也可能诱发胸前、胸侧壁和腋部不适，或针刺样疼痛或胀痛。另外叩击胸前可能诱发胸前刺痛。同时观察后背有无可见的畸形，如单侧内侧翼状肩胛，可嘱患者双手在墙上做俯卧撑。

二十一、肩背痛及肩胛肌肉萎缩 （肩胛上神经卡压综合征）

【实训病案】

患者，女，31岁。

主诉：肩背痛（左侧为重）反复发作2年余，加重3周。

现病史：患者为钢琴教师，长期在坐位手臂抬起的姿势下用力弹琴。自述于2年前因弹钢琴劳累致颈肩两侧僵硬疼痛不适，反复发作，曾按颈椎病按摩治疗多次，自述按摩后疼痛略缓解，但第2天症状反复，未见明显改善。3周前因较长时间进行钢琴演奏，颈肩僵硬疼痛加重，左侧肩背部及上臂酸痛明显，抬举无力，休息后未见缓解。

刻下症：肩背痛，以左侧为重，活动时左肩胛部有弹响音，左肩外展、外旋活动困难，颈部僵硬不舒。

辅助检查：颈椎X线片示颈曲变直，轻度退变。

专科检查：两侧肩胛骨明显不对称，左侧肩胛部肌肉萎缩，肩胛骨左低右高；肩背肌肉广泛紧张且有压痛，压痛点集中在冈上窝、冈下窝、肩胛上角及肩胛内侧缘，左侧明显；颈部稍有僵硬不舒，触诊按之舒适；双肩上举、内旋等均在正常范围内，左肩外展、外旋无力；左侧空罐试验阳性，左侧吹号手征阳性，双侧臂丛神经牵拉试验阴性，压顶试阴性。

【诊疗思路】

1. 诊断思路

（1）基本思路

肩胛上神经卡压综合征是由于生理性因素或后天因素（牵拉损伤、异物压迫、肌肉痉挛、韧带钙化、无菌性炎症等）使源于臂丛上干的肩胛上神经卡压后出现传导障碍，主要表现为肩周及肩胛区弥散的钝痛，可见活动受限甚至肌萎缩等。初期神经卡压损伤较轻，机械性刺激激惹神经，可见其所支配的冈上肌、冈下肌张力增加，或部分肌纤维张力增加；久则卡压严重致使患侧肩胛部肌肉萎缩。

（2）病理基础

肩胛上神经通过肩胛横韧带下方，经肩胛上切迹发出分支，其中一支入冈上窝，支配冈上肌；另一支继续向外绕经肩峰的前方进入冈下窝，分布于冈下肌。肩胛上神经走行过程都可能被卡压，但基于解剖的特殊性，常见的神经卡压点有两处：一处是肩胛骨前上部神经通过肩胛上横韧带的地方，即肩胛上切迹处；另一处是肩胛骨下外侧的肩胛盂切迹处。由于周围组织（主要是冈上肌和冈下肌）劳损挛缩，肩胛上神经通过的间隙变得狭窄，神经与韧带或骨面之间不断牵拉、摩擦和压迫。此外，由于肌筋膜疼痛引起冈上肌紧张，肩部活动时可能会干扰肩部骨骼的正常滑动，即患者说有时可感觉活动时肩部会有弹响声。肩胛上切迹处肩胛上横韧带卡压往往影响冈上肌和冈下肌，因为支配冈上肌的神经分支在肩胛上神经通过切迹后才发出。肩胛盂切迹处卡压只影响冈下肌，因为卡压发生的部位在支配冈上肌的神经分支的远端。

（3）症状特点

有外伤或劳损病史，多见于上肢运动较多者，常在受凉后或其他不经意的动作中诱发本病。患者往往主诉患肩后外侧部有深在弥散性钝痛，也可是锐痛或烧灼样疼痛。疼痛于运动后加剧，严重者为持续性，影响睡眠。肩外展无力，外旋肌力下降。体格检查：冈上窝、冈下窝处有压痛，肩胛上切迹处压痛明显；内收位外旋乏力，冈上肌和（或）冈下肌萎缩。

2. 治疗思路

（1）中医认识

肩胛上神经卡压综合征多由筋肉关节劳损或风、寒、湿等外邪侵袭，脉络痹阻导致。《灵枢·本脏》曰："经脉者，所以行血气而营阴阳，濡筋骨，利关节者也。"张振宇教授认为，疾病初期邪郁肌表，筋气失和；中期进展则血瘀气滞，筋脉痹阻；后期因瘀致虚，筋骨失养，稽留难去。故根据疾病所在的阶段审辨虚实，随邪气所犯部位不同而治疗各有侧重。

疾病初期，邪郁肌表，筋气失和，重点是经气郁遏。肌筋膜系统多由肌肉组织和伴随的结缔组织网构成，肌筋膜在相当程度上也包含了肌肉的功能。而卫气营血通行周身，分布于筋膜分肉之间。如《素问·痹论》载"卫者，水谷之悍气也，其气慓疾滑利，不能入于脉也，故循皮肤之中，分肉之间",言明卫气环行周身筋脉,温分肉,肥腠理;亦如杨上善《黄帝内经太素·身度·经筋》所言"脉引筋气"。故外邪侵袭分肉之间,阻碍卫气运行,或卫气虚则腠理疏松,邪气盛则筋气失和,致使经脉郁遏,阳气失于推动温煦,故可见疼痛、怕冷及肌肉紧绷,临床触诊可在肩部肌肉触及紧束的肌筋膜、条索筋结,压痛明显。通过推拿精准舒筋手法按揉局部筋结,可使邪从表散,气血调和,阳气来复,固表解肌,筋气通畅。

病久则瘀,病机多为血瘀气滞,筋脉痹阻,不通则痛,长期运动劳损引起气血运行不畅,导致肩部筋肉骨节出现疼痛、强直等不适感。在经筋循行上,手三阳经筋、足少阳经筋与足太阳经筋均环绕结聚于肩关节周围,冈上肌、冈下肌等循行部位异常病变可引起相关周围神经病变。如《类经》云:"手阳明之筋病,当所过者支痛及转筋,肩不举,颈不可左右视。"《素问·举痛论》云"按之则血气散,故按之痛止",故针对局部肌筋膜粘连、神经传导和循环障碍,除局部点按拨揉筋结,亦可辨别肩部疼痛部位的各经筋走行,选取相应的经脉腧穴,灵活使用精准舒筋手法以激发经络之气,鼓动气血循环,活血通络,通则痛止。同时配合舒筋助动的运动牵伸手法,通过肌筋膜的有序运动,使筋肉舒展,气血循环加强。

病久可因瘀致虚。由于经脉亏虚,筋骨失濡,肢体痿弱废用。"诸筋者,皆属于节",筋连接骨节肌肉,多附于骨而聚于关节。肝主藏血,其华在筋;肾主藏精,其充在骨;若肾精与肝血化生充沛,则可源源不断充养经脉和濡养筋膜。若脉道空虚，气血不足，筋失所养，肌肉痿废无以束骨，往往表现为肩部酸痛，劳累后加重。对这类素体虚弱或久病肝肾亏虚、精血不足、肌肉失养者进行治疗时，应注重扶助正气，嘱患者多通过自我导引加强肌肉的丰满度和力量，使肩部肌群所产生的合力为肩关节活动提供良好的内在稳定性。

（2）治疗原则

本病总的治疗原则是改变活动方式（过度使用损伤处），去除致病因素（肌痉挛缓解、粘连消除、囊肿减压、盂唇修补）。

（3）手法操作

㨰肩筋：放松冈上肌和冈下肌。

拨筋结：拨揉冈上肌和冈下肌。

拿肩筋：捏而提之。重点是肩胛上切迹处，肩井与巨骨穴之间。

按动法：点按卡压点（巨骨、臑俞）结合颈臂运动拉伸。

叩击法：患者患侧手臂抬起置于脑后以拉开冈下肌，医者用拳底叩击肩胛盂切迹处。

牵伸法：导引拉伸肩胛部肌群。

【本案治疗】

1. 诊断

西医诊断：肩胛上神经卡压综合征，项背筋膜炎。

中医诊断：肩痹（经脉亏虚）。

2. 处置

初诊：治以精准舒筋手法，隔日 1 次，每次 20 分钟，共 10 次，之后休息 1 周。患者坐位，医者立其旁。①滚肩筋：主要针对冈上肌和冈下肌，操作时以第 5 掌指关节背面为着力点并放于患处，以腕的灵活摆动带动力向肌肉层渗透；频率 80～120 次/分钟，约 2 分钟。滚动时要注意以第 5 掌指关节背面吸定，在冈上窝和冈下窝出现的筋结条索、包块硬结等阳性反应物上进行滚动按摩，且以出现酸胀舒适的得气感为佳。②拨筋结：拨揉冈上肌和冈下肌部位的筋结或阳性反应点（筋脉痹阻点），是本病治疗中最为关键的手法。先拨揉冈上肌，医者拇指透过斜方肌找到厚实的冈上肌，按揉 3 分钟，重点按压肩井和巨骨穴间（深层为肩胛上神经卡压点之一的肩胛上切迹），顺着冈上肌肌纤维朝颈根方向理顺拨揉之；接着，令患者患侧前臂内收内旋搭于健肩，暴露冈下肌，先拇指拨揉天宗，再沿着肩胛骨背面内侧缘、冈下缘路线拨揉至肱骨大结节，顺时针点揉臑俞、天宗以进一步疏通手太阳小肠经之经气，臑俞按揉要渗透至冈下肌深层肩胛盂切迹处。③拿肩筋：针对冈上窝肩筋，以两手拇、示、中指三指相对用力，捏而提之，保持 3 秒缓缓放松，一松一紧反复操作 3～5 次，得气为佳。重点在肩井与巨骨穴之间的斜方肌上进行操作，通过提拿斜方肌、放松肌筋膜而间接松解肩胛上切迹浅层的冈上肌。④按动法：拇指点按筋脉痹阻点（巨骨-肩井穴区、臑俞穴区），同时结合头颈柔和的左右侧倾或旋转动作以及肩臂旋转运动进行拉伸。⑤叩击法：医者用拳底或空拳叩击患者患侧冈上窝和冈下窝至局部有热感，重点叩击肩井和臑俞穴区。

二诊：通过初诊的 1 个疗程 10 次手法治疗后，患者左肩背疼痛、压痛、弹响及活动范围受限明显减轻，但冈上肌、冈下肌萎缩未见好转。治疗先以精准舒筋手法干预 5～8 分钟，再进行旋颈拉伸法和拔伸推按法，各 3 次，反复 2～3 遍。患者取端坐位，通过医者助力、患者主动配合，拉伸肩胛部肌群。①旋颈拉伸法：令患者双上肢屈肘置于背部，并尽量沿脊柱上抬，同时自然挺背抬头，医者站在患者身后，腹部顶在患者后背以固定上身，一手扶同侧肩前部，一手自颈前托住对侧下颌，使患者头颈部做向健侧的旋转运动，运动幅度尽可能大些，当旋转至最大限度并感到患侧颈肌尤其是冈上肌有明显牵拉感时，可停留 5 秒，以加强刺激，然后缓慢还原，反复 3～5 次。注意旋转时保持缓慢的速度，可配合呼吸节奏，旋颈时吸气，还原时呼气。②拔伸推按法：以左侧为例，医者站在患者左前方，左手扶住患者左头侧，右手握住患者左手 2～5 指，肘后部顶住患者肘窝部，令患者屈肘，医者左手推按患者头部，右手同时向相反方向用力，一松一紧，推按 6～7 次。

三诊：患者左肩胛疼痛消失，肩胛部肌萎缩明显改善，效不更法，继续行上述手法，隔日 1 次，每次 20 分钟。嘱患者加强颈肩背及上肢自我锻炼，患者自主选择在健身场所进行瑜伽练习，以锻炼颈肩背部肌群为主。

按语：本案患者先采用精准推拿手法松解局部筋结祛除神经卡压点，使阳气来复，邪从表散，另外配合运动牵伸手法以舒筋通络，柔筋助动；患者经脉亏虚，筋肉痿弱，应通过自我锻炼，扶助正气，增加肌肉丰满度。经过治疗后患者左侧肩背部及上臂酸痛缓解，肌萎缩恢复，左肩抬举、外旋、外展活动范围基本正常。3个月后随访，症状未再发作。

本病临床诊疗关键有四：一是找出患者最明显的症状（肩后外侧部深在弥散性钝痛），二是功能受限的特点（肩外展无力，外旋肌力下降），三是明显的体征（冈上肌和/或冈下肌萎缩），四是压痛点位置（肩胛上切迹处压痛明显）。推拿手法治疗，针对神经卡压点按揉加牵伸最为重要。由于患者有特定的肌萎缩征象，治疗后的肌力练习也非常重要，目的是使肌肉的丰满度增加、力量增强。治疗目标不仅是疼痛消失和功能恢复，还有还原肩胛骨的对称美和凹凸美。同时，患者改变运动或工作活动方式，避免过度使用而致损伤，对治疗效果及治疗后预防复发等都很有意义。

--- **实训小结** ---

（1）精准推拿就是在治疗过程中寻找精准的手法治疗力的作用点，通过合理规范的手法操作消除粘连，解除筋脉痹阻点，引筋归槽。

（2）精准按揉舒筋手法配合运动牵伸手法可以松解受损结构，改善肩胛部肌肉功能和关节的活动能力。

（3）当怀疑为肩胛上神经卡压综合征时，应重点检查肩外展和外旋的范围及评价肩部肌肉状态（以冈上肌和冈下肌为主），如进行冈上肌检查（空罐试验）和肌肉测评（吹号手征）。

（4）推荐易筋经功法练习，促进经脉疏畅，筋骨伸展，整体气血阴阳调和，从而缓解疼痛，纠正异常姿势。其中韦陀献杵式、饿虎扑食式、出爪亮翅式等，可针对性改善肩关节活动并疏导手三阳、足少阳及足厥阴经筋，改善经络肢体关节功能，提高日常生活质量。

参 考 文 献

［1］ 刘长信.推拿临床技能实训［M］.北京:人民卫生出版社,2013.

［2］ 房敏.推拿学［M］.北京:人民卫生出版社,2020.

［3］ 张振宇.明明白白推拿［M］.北京:化学工业出版社,2007.

［4］ 范炳华.推拿学［M］.北京:中国中医药出版社,2015.

［5］ Mark D. Miller,Jon K. Sekiya.运动医学骨科核心知识［M］.邱贵兴,
译.北京:人民卫生出版社,2009.

［6］ 斯坦利·霍本菲尔德.脊柱和四肢体格检查［M］.裴斌,曾宪涛,王谦,
译.北京:北京科学技术出版社,2018.

［7］ 赵吉平.针灸学［M］.北京:人民卫生出版社,2021.

［8］ 国家中医药管理局中医师资格认证中心.全国中医住院医师规范化培
训结业考核指导用书［M］.北京:中国中医药出版社,2020.

［9］ 诺伊曼.骨骼肌肉功能解剖学［M］.刘颖,师玉涛,闫琪,译.北京:人民
军医出版社,2015.

［10］曹仁发.中医推拿学［M］.北京:人民卫生出版社,2010.